Kliniktaschenbücher

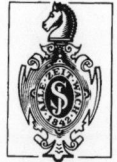

G. Dietze   H.-U. Häring

Fettstoffwechsel-
störungen

Physiologie Pathogenese
Epidemiologie Klinik

Mit 48 Abbildungen

Springer-Verlag
Berlin Heidelberg New York 1982

Prof. Dr. Günther Dietze
Dr. Hans-Ulrich Häring

III. Medizinische Klinik des Krankenhauses Schwabing,
Akademisches Lehrkrankenhaus der Ludwig-Maximilians-Universität,
Kölner Platz 1, 8000 München 40

ISBN-13: 978-3-540-11723-0   e-ISBN-13: 978-3-642-68695-5
DOI: 10.1007/978-3-642-68695-5

CIP-Kurztitelaufnahme der Deutschen Bibliothek
Dietze, Günther: Fettstoffwechselstörungen : Physiologie ; Pathogenese ; Epidemiologie ;
Klinik / G. Dietze ; H.-U. Häring. – Berlin ; Heidelberg ; New York : Springer, 1982.
(Kliniktaschenbücher)

NE: Häring, Hans-Ulrich:

Satz- und Bindearbeiten: G. Appl, Wemding,
Druck: aprinta, Wemding. 2127/3140-543210

Geleitwort

Auf Grund eigener klinischer und experimenteller Erfahrungen haben meine Mitarbeiter Dietze und Häring eine Monographie vorgelegt, die sich mit den physiologischen und pathophysiologischen Problemen des Fettstoffwechsels eingehend auseinandersetzt. Besonders wichtig scheint mir bei dem Buch der gelungene Versuch zu sein, wichtige Grundtatsachen in verständlicher Form darzustellen und dennoch den praktischen und klinischen Aspekt nicht aus dem Auge zu verlieren. Unter allen Risikofaktoren spielt ja die Hyperlipidämie und im engeren Sinne die Hypercholesterinämie eine entscheidende Rolle als Risikofaktor der Koronaren Herzkrankheit. Die Autoren weisen zu Recht darauf hin, daß aber gerade dieser schädigende Einfluß oft über viele Jahre unbemerkt bleibt, während andere Risikofaktoren sowieso evident sind (z.B. Zigarettenrauchen oder Übergewicht) bzw. im allgemeinen in der Diagnostik früher ermittelt werden (z.B. Diabetes mellitus oder Hochdruck). Gemessen an der eminenten präventivmedizinischen und klinischen Bedeutung wünsche ich dem Buch eine weite Verbreitung und aufmerksame Leser.

H. Mehnert

Inhaltsverzeichnis

VIII

1 Einleitung

Die Atherosklerose ist eine der häufigsten Todesursachen in den Ländern der westlichen Welt. Sie ist eine frühzeitig beginnende, symptomlos verlaufende, chronische Erkrankung der Gefäße, die im späteren Alter zu Herzinfarkt, Schlaganfall und peripheren Durchblutungsstörungen führt. Beschleunigt wird die Erkrankung durch Stoffwechselstörungen wie Hyperlipoproteinämien, Diabetes mellitus und Gicht.

Die Bedeutung der Ernährung für die Ausbildung der Atherosklerose demonstrierte das große Naturexperiment während des letzten Weltkrieges: Bei eingeschränkter Nahrungszufuhr und trotz Streß und Nikotinabusus ging die Erkrankungsrate an Herz- und Gefäßerkrankungen zurück. Nach dem Kriege führte die einsetzende Überernährung zur Manifestation der oben genannten genetisch angelegten Stoffwechselleiden, und mit ihrer Erkrankungshäufigkeit stieg auch die der Atherosklerose wieder an.

Heute wissen wir, daß von allen Risiken die Hyperlipidämien für die Pathogenese der degenerativen Gefäßerkrankungen am bedeutsamsten sind. Sie kommen häufiger vor als der Diabetes mellitus: Nach neuesten Statistiken hat jeder fünfte Bürger der Bundesrepublik Deutschland erhöhte Blutfettspiegel.

Der gesicherte Zusammenhang zwischen Serumlipiden und dem Auftreten der koronaren Herzerkrankung motivierte Ärzte und Forscher zu besonderen Anstrengungen, so daß während des letzten Jahrzehnts der Erkenntnishorizont auf kaum einem Sektor der Medizin so erweitert werden konnte, wie auf dem Gebiet der Fettstoffwechselstörungen. Durch die konse-

1

quente Anwendung der Methoden der Genetik und Epidemiologie, sowie durch neue Techniken der Proteinchemie und Zellbiologie, hat unser Wissen über die Struktur und den Transport von Lipoproteinen enorm zugenommen. Dieser Fortschritt hat nicht nur das Verständnis für Physiologie und Pathogenese dieser Erkrankungen verbessert, sondern auch das diagnostische und therapeutische Vorgehen entscheidend beeinflußt.

Da man der Atherosklerose, wenn sie Symptome wie z. B. Lähmungen infolge eines Schlaganfalls hervorruft, auch mit den Mitteln der modernen Medizin hilflos gegenübersteht, ist man bemüht, in Zukunft noch mehr Wert auf prophylaktische Maßnahmen zu legen, die eine Ausschaltung der bekannten Risikofaktoren zum Ziele haben. Da allerdings die Hyperlipidämien ebenso wie die Atherosklerose jahrzehntelang symptomlos verlaufen, sind sie nur bei äußerster Aufmerksamkeit frühzeitig zu entdecken.

Diese Erkenntnis lädt dem praktischen Arzt eine große Verantwortung auf. Ihr kann er nur gerecht werden, wenn er nicht nur bei jeder Untersuchung eines Patienten auf Symptome und Zeichen einer Hyperlipidämie und Atherosklerose achtet, sondern sich auch Kenntnisse aneignet, die ihn in die Lage versetzen, in der Praxis Labortests und Schulungen für seine Patienten durchzuführen. Auf diese Weise kann die Erkrankung frühzeitig erfaßt und der Patient motiviert werden, durch Einhaltung einer Diät und gesteigerte körperliche Aktivität bei der Reduktion seiner Risikofaktoren mitzuhelfen.

Mit dem vorliegenden Büchlein soll dem Arzt das für diese wichtige praktische Aufgabe notwendige Wissen vermittelt werden. Die Autoren gingen deshalb ganz bewußt weniger auf die seltenen Störungen im Fettstoffwechsel ein, sondern widmeten sich vielmehr den quantitativ bedeutsameren Krankheitsbildern, die als Risikofaktoren eine große Rolle spielen. Die Einordnung der neuen Daten in die bisherige Vorstellung führte im Kapitel 2 *Physiologie* zu einem klareren Bild von den biochemischen Zusammenhängen zwischen den verschiedenen Lipoproteinen. Die Ergebnisse der Studien der letzten Jahre ließen im Kapitel 4 *Epidemiologie* eine exaktere Aussage über die Bedeutung der verschiedenen Lipoproteine für die Pathogenese der Atherosklerose machen. Das Kapitel 5.1 *Diagnostik* wurde ganz auf das in der Praxis Machbare und weniger auf die für wissenschaftliche Fragestellungen interessanten Methoden zugeschnitten. Im letzten Kapitel 5.2 *Therapie* werden die zugrundeliegenden Theorien und die praktische Durchführung der Diät und der medikamentösen Therapie sowie ihre bedeutenden Fortschritte unter Berücksichtigung der neuen Vorschriften des Bundesgesundheitsamtes dargestellt. Schließlich wurde auch auf die Erstellung eines Verzeichnisses der wesentlichsten Schriften Wert gelegt, in das neben Erstarbeiten vor allem die wichtigsten aktuellen Publikationen Eingang fanden.

2 Physiologie der Lipoproteine
[24, 81, 89, 139, 146, 186, 207]

2.1 Lipide
[24, 81]

In der Abb. 1 sind die Strukturen einiger der in unserem Körper vorkommenden Lipide dargestellt; sie unterscheiden sich in ihrer Löslichkeit im Wasser bzw. im Fett. Moleküle, wie die Fettsäuren, das unveresterte Cholesterin sowie das Lecithin haben sowohl lipophile als auch hydrophile Eigenschaften, während etwa die Triglyzeride und die Cholesterinester ihre hydrophilen Eigenschaften verloren haben.

Die Lipide werden dem Organismus mit der Nahrung von außen zugeführt, daneben auch in Leber und Darm synthetisiert. Sie dienen als Stützmaterial für sämtliche Membranen, als Präkursoren der Steroidhormonsynthese und stellen die günstigste Transportform energiereicher Substrate im Blut dar. Um im Blut zu den Zielgeweben zu gelangen, müssen die Lipide in eine lösliche Form gebracht werden. Dies geschieht durch eine Kombination mit Eiweißen, den sog. Apoproteinen.

2.2 Proteine
[81, 89, 139]

Die Apoproteine (Tabelle 1) dienen nicht nur als Lösungsvermittler, sondern auch als Enzymregulatoren und Bindungsproteine für spezifische Rezeptoren an verschiedenen Geweben im Organismus.

5

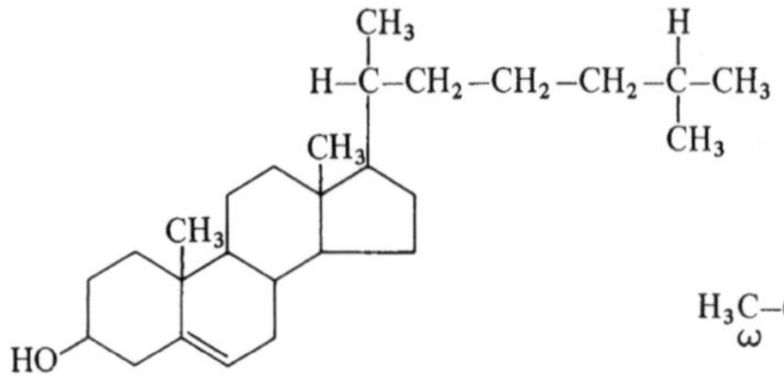

Cholesterin (Chol) 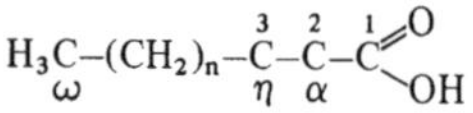   *Fettsäuren* (FS)

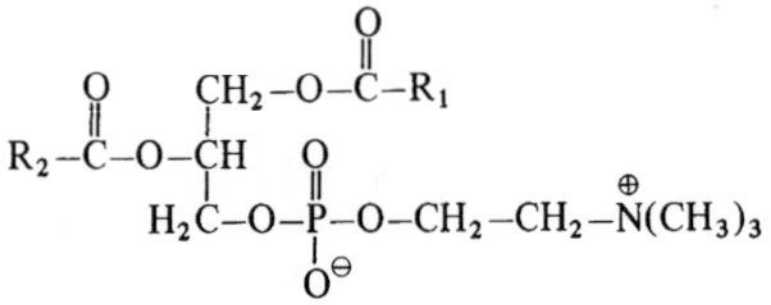

Lecithin (Phosphatidyl–Cholin)

B. Nicht–Polar

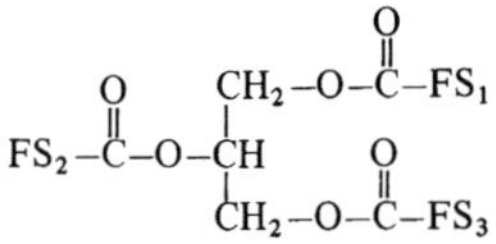

Triglyzerid (TG)

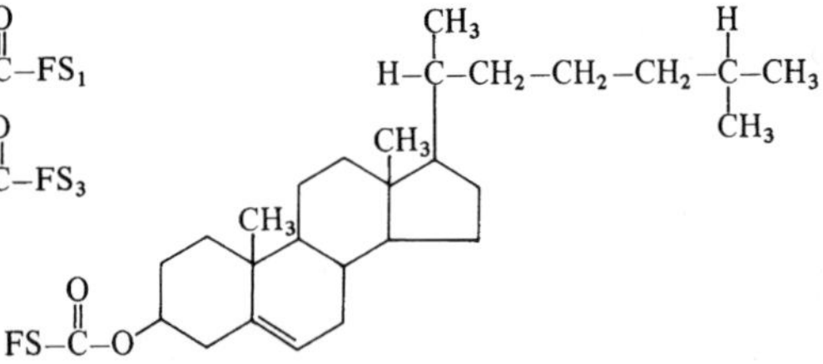

Cholesterin–Ester (CHOl–E)

Abb. 1 A, B. Chemische Struktur der wichtigsten Lipide

Wie aus Tabelle 2 hervorgeht, lassen sich einigen dieser Apoproteine spezielle Funktionen zuordnen. So dient z. B. Apoprotein A I als Kofaktor des Enzyms Lecithin-Cholesterin-
Acyl-Transferase (LCAT) [49, 187], das die Veresterung von
Cholesterin katalysiert (Abb. 3). Apoprotein C II ist ein wichtiger aktivierender Kofaktor der Lipoproteinlipase [6, 50], die

Tabelle 1. Am Aufbau der Lipoproteine beteiligte Proteine (Apoproteine)

Proteine:	APO AI, AII
	APO B
	APO CI, CII, CIII
	APO D
	APO E (ARP = argininreiches Protein) EI, EII, EIII
Ursprung:	Leber, Darm
Aufgaben:	Lösungsvermittler, Enzymregulatoren, Schlüssel für Rezeptor, Strukturproteine
Zielort:	Alle Gewebe

Tabelle 2. Spezielle Funktionen einiger Apoproteine

1. Apo AI   Kofaktor der Lecithin-Cholesterin-Acyl-Transferase (LCAT)
2. Apo B   Bindungsprotein am LDL-Rezeptor
3. Apo CII   Aktivierender Kofaktor der Lipoproteinlipase (LPL)
4. Apo E   Bindungsprotein am LDL-Rezeptor
             Hemmender Kofaktor der Lipoproteinlipase
5. Apo CI und CII Hemmender Kofaktor der Lipoproteinlipase

aus triglyzeridhaltigen Fettpartikeln Fettsäuren freisetzt (Abb. 2). Apoprotein C I und C III sowie Apoprotein E (ARP) hemmen dagegen die Lipoproteinlipase [88]. Das Verhältnis der einzelnen Apoproteine in den Lipoproteinen kann somit die Geschwindigkeit bestimmen, mit der die Fettsäuren aus den Lipoproteinen freigegeben werden. Apoprotein B [21] und mit größerer Affinität auch Apoprotein E [12, 24] binden spezifisch an einen Plasmamembranrezeptor, der die Endozytose von Low-density-Lipoproteinen (s. unten) in Parenchymzellen katalysiert.

2.3 Enzyme

Eine zentrale Rolle bei der Regulation der Um- und Abbauvorgänge der Lipoproteine im Plasma spielen, neben den spezifischen Lipoproteinrezeptoren, die die Aufnahme von Lipo-

7

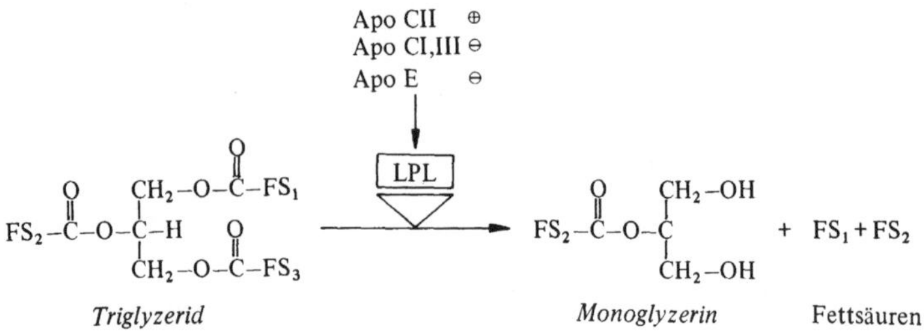

Apo CII $\oplus$
Apo CI,III $\ominus$
Apo E $\ominus$
|
↓

$$FS_2-\overset{\overset{O}{\|}}{C}-O-\overset{\overset{CH_2-O-\overset{\overset{O}{\|}}{C}-FS_1}{|}}{\underset{\underset{CH_2-O-\overset{\overset{O}{\|}}{C}-FS_3}{|}}{C}}-H \quad \boxed{LPL}\!\!\bigtriangledown \longrightarrow \quad FS_2-\overset{\overset{O}{\|}}{C}-O-\overset{\overset{CH_2-OH}{|}}{\underset{\underset{CH_2-OH}{|}}{C}} \quad + \; FS_1+FS_2$$

Triglyzerid   *Monoglyzerin*   Fettsäuren

Abb. 2. Wirkungsweise der Lipoproteinlipase (LPL)

proteinen in die Körpergewebe katalysieren [24], die beiden eben erwähnten Enzyme LCAT und Lipoproteinlipase. Die Lipoproteinlipase (Abb. 2) spaltet in triglyzeridreichen Lipoproteinen Triglyzeride und Monoglyzeride zu Fettsäuren, die am Ort der Hydrolyse von peripheren Geweben aufgenommen werden können oder an Albumin gebunden zu anderen Geweben zirkulieren [71, 81, 89].

Hohe Aktivität des Enzyms erfordert die Gegenwart von Apoprotein C II [6, 50], das die V_{max} des Enzyms steigert [50]. Lipoproteinlipasen werden in den Zellen verschiedener Gewebe synthetisiert und finden sich dann in ihrer aktiven Form extrazellulär an der Lumenseite der Kapillarendothelien, insbesondere im Fettgewebe, dem Herzmuskel und Skelettmuskel, der Leber und in der laktierenden Brustdrüse. Durch Gabe von Heparin läßt sich die Bindung der Lipoproteinlipase an das Kapillarendothel [6, 147] lösen, entsprechend erhöht sich die Aktivität des Enzyms im Plasma. Die Lipoproteinlipasen zeigen gewebsspezifische Unterschiede: Neben einer hepatischen Triglyzeridlipase lassen sich ein Enzym aus Muskel und aus Fett unterscheiden. Die Lipoproteinlipase des Herzens ist ein Enzym mit hoher Substrataffinität, während die Lipoproteinlipase des Fettgewebes eine niedrigere Substrataffinität aufweist [50]. Die Synthese der Fettgewebslipoproteinlipase wird durch Insulin gesteigert [17, 50, 55, 196]. Durch diese Charakteristika der Enzyme ist eine zur Fettsubstratbereitstellung für das Herz unbedingt notwendige hohe Hydrolyserate auch bei niedrigen Lipidspiegeln, wie etwa im Fasten, gesichert.

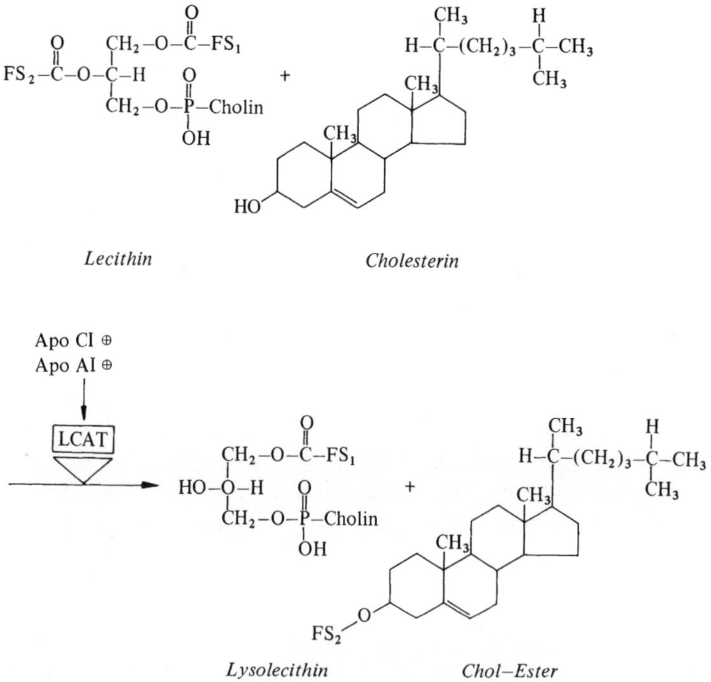

Lecithin   Cholesterin

Apo CI ⊕
Apo AI ⊕

LCAT

Lysolecithin   Chol–Ester

Abb. 3. Wirkungsweise der Lecithin-Cholesterin-Acyl-Transferase (LCAT)

Eine Speicherung von Fettsäuren in die Depots des Fettgewebes erfolgt dagegen hauptsächlich im postprandialen Zustand bei hohen Lipid- und Insulinspiegeln.
Die Lecithin-Cholesterin-Acyltransferase (LCAT) (Abb. 3) wird in der Leber gebildet [152]. Sie formt einen Komplex mit den High-density-Lipoproteinen (s. unten) für deren Beladung mit Cholesterin sie benötigt wird [89]. Das Enzym überführt Cholesterin in die lipophilere Esterform [58]. Cholesterinmoleküle, die sich zunächst an die Oberfläche des Lipoproteins anlagern, können sich dadurch in den lipophilen Kern des HDL-Partikels verschieben (Abb. 5). Hierdurch wird an der Oberfläche Platz für die Anlagerung eines neuen Cholesterinmoleküls geschaffen. Apoprotein A I und C I aktivieren die Lecithin-Cholesterin-Acyltransferase [49, 187].

9

2.4 Lipoproteine

Lipide und Apoproteine bilden zusammen die Transportform der Lipide im Blut, die Lipoproteinkomplexe [24, 68, 71, 81, 89, 108, 146, 186]. Der Anteil der Lipide sowie der Proteine ist in den verschiedenen Lipoproteinen ganz unterschiedlich (Abb. 4). So beträgt der Triglyzeridgehalt der Chylomikronen 90%, während die Apoproteine nur 1% dieses Lipoproteins ausmachen. Andererseits kann, wie beim HDL-Lipoprotein, der Proteingehalt auf über 50% zunehmen, und der Triglyzeridgehalt auf unter 5% abnehmen. Entsprechend dieser unterschiedlichen Zusammensetzung ergeben sich spezifische physikalisch-chemische und immunologische Eigenschaften. So lassen sich die Lipoproteine durch ihre unterschiedliche Dichte mit Hilfe der Ultrazentrifuge in 4 verschiedene Klassen aufteilen (Abb. 4): die Lipoproteine hoher Dichte oder High-density-Lipoproteine (HDL), die Lipoproteine niedriger Dichte oder Low-density-Lipoproteine (LDL) und die Lipo-

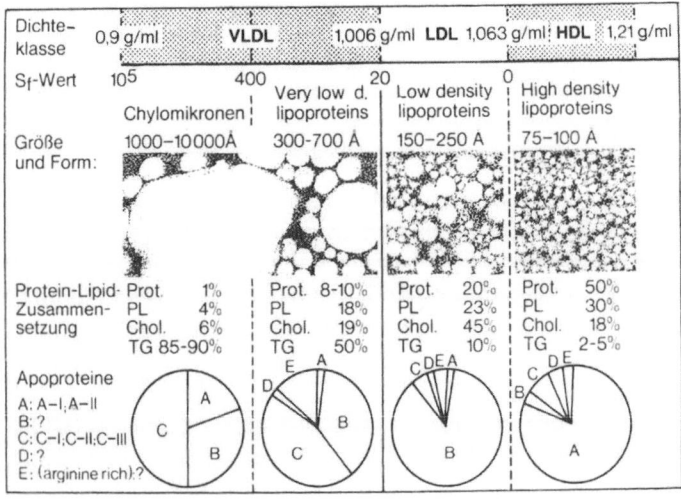

Abb. 4. Physikalische und chemische Eigenschaften der Lipoproteine. (Nach Schlierf u. Oster [177])

proteine sehr niedriger Dichte oder Very-low-density-Lipoproteine (VLDL) sowie die Chylomikronen, die aufgrund ihres hohen Triglyzeridgehalts die niedrigste Dichte aufweisen. Betrachtet man die genannten Lipoproteinklassen im Mikroskop, so stellt man fest, daß die Lipoproteine mit zunehmender Dichte immer kleinere Partikel werden. Gemäß der Größe des Anteils an Proteinen am Lipoprotein zeigen die einzelnen Klassen im elektrischen Feld eine unterschiedliche Wanderungsgeschwindigkeit. So wandert in der Lipidelektrophorese das Lipoprotein mit dem größten Proteingehalt (HDL) am weitesten (Alpha-Bande), die Lipoproteine mit geringerem Proteingehalt (LDL und VLDL), in den Bereich der Beta- und Prä-Betabande. Die am wenigsten Protein enthaltenden Chylomikronen bewegen sich praktisch nicht.

Neben den 4 Hauptklassen der Lipoproteine findet man Untergruppen und Zwischenstufen [89, 186]. So lassen sich etwa die HDL noch in die Subklassen HDL_2 und HDL_3 auftrennen. Ferner findet man im menschlichen Plasma Lipoproteine, die beim Abbau der VLDL und Chylomikronen entstehen, nämlich Lipoproteine intermediärer Dichte (IDL) sowie die sog. VLDL- und Chylomikronen-Remnants (s. unten). Ein weiteres Lipoprotein ist das sog. Lipoprotein a, dessen Konzentration genetisch determiniert ist und das individuell sehr stark variiert.

Die Lipoproteine sind bei genauer Betrachtung in einer ganz kunstvollen Weise zusammengesetzt (Abb. 5) [89]. So sind die Lipide und Proteine in der äußeren Schicht der Lipoproteine so angeordnet, daß ihre hydrophilen Enden nach außen schauen, die lipophilen ins Zentrum. Damit können nun im Zentrum wasserunlösliche Partikel wie Triglyzeride sowie Cholesterinester transportiert werden. Eine Molekülverschiebung von der Oberfläche ins Innere des Lipoproteins und dadurch ein Wachsen des Partikels erfolgt z. B. beim IIDL und LDL durch Umwandlung von Cholesterin in Cholesterinester mit Hilfe der Lecithin-Cholesterin-Acyltransferase. Abnorme Lipoproteine, die nicht die abgebildete micellenartige Struktur haben, finden sich bei Erkrankungen, wie dem sehr selten vorkommenden angeborenen LCAT-Mangel [59], bei dem die Be-

11

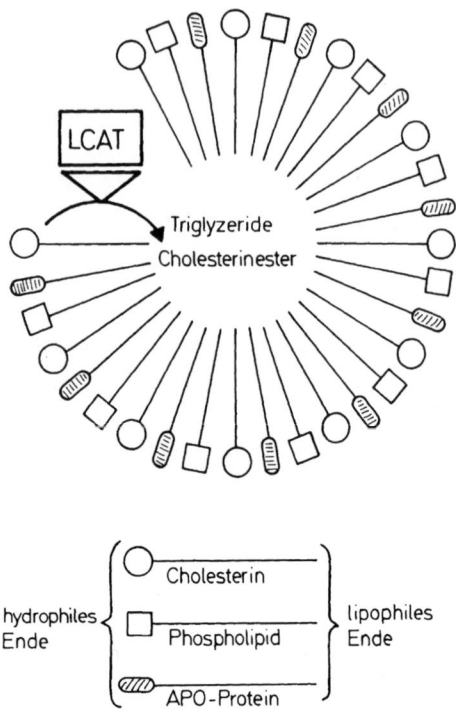

Abb. 5. Anordnung der Lipide und Proteine innerhalb eines Lipoproteins. (Nach Schlierf u. Oster [177])

ladung der HDL-Partikel gestört ist, wodurch scheibenförmige HDL-Partikel entstehen. Andere abnorme Lipoproteine, die lamellären Lipoproteine X, findet man bei cholostatischen Erkrankungen (Tabelle 3) [79, 108].

2.5 Stoffwechsel der Lipoproteine

[24, 68, 71, 89, 108, 139, 186, 207]

Die 4 Lipoproteinklassen hängen in ihrem Stoffwechsel eng zusammen. Besonders der Stoffwechsel des HDL ist eng an Abbau- und Umbauvorgänge der Chylomikronen und der

12

VLDL geknüpft. Zur besseren Übersicht soll nun zunächst der Stoffwechsel des HDL isoliert dargestellt werden (s. auch Abb. 10), in dem folgenden Kapitel werden dann die Verbindungen zum Stoffwechsel der übrigen Lipoproteine dargestellt. Die Vorstufen der Plasma-HDL entstammen der Leber und dem Darm [57, 70, 80, 118, 180], wo sie als sog. native HDL gebildet werden. Die nativen HDL sind scheibenförmige Partikel [80], die sozusagen noch unbeladene Transportvehikel für Lipide darstellen. Sie bestehen nur zu 4,3% aus Cholesterin und Phospholipiden und zum übrigen Teil aus Apoproteinen (A und C aus Leber, A aus Darm). Im Plasma nehmen die „nativen" HDL Cholesterin und Apoproteine von anderen Lipoproteinen [89, 139, 186, 207] sowie Cholesterin aus Zellmembranen [194] auf. Über die Zwischenstufe der HDL_3 entstehen die HDL_2, die nun zu 60% aus Lipiden bestehen (s. auch Abb. 10). Die HDL dienen somit wahrscheinlich dem Rücktransport von Cholesterin aus peripheren Geweben, den Gefäßendothelien und glatten Muskelzellen. Es ist heute noch nicht vollkommen klar, wo die HDL abgebaut werden, verschiedene Daten [89, 128, 186, 207] sprechen jedoch für einen Abbau in der Leber.

2.5.1 Bildung und Abbau der Chylomikronen und HDL

Chylomikronen setzen sich in der Darmwand zu 90% aus Triglyzeriden, 5% Cholesterin, 4% Phospholipiden sowie 1% Apoprotein A, B und C zusammen (Abb. 6). Dabei stammen die Triglyzeride aus der Veresterung von langkettigen Nahrungsfettsäuren, das Cholesterin sowie die Phospholipide teils aus der Nahrung teils aus eigener Synthese. Während die kurz- und mittelkettigen Fettsäuren der Nahrung über die V. portae in die Leber transportiert werden, gelangen die Chylomikronen über den Ductus thoracicus in die Blutbahn, wo sie durch Aufnahme des Apoproteins C II [89] die Fähigkeit erlangen, die Lipoproteinlipase in Blut-, Muskel-, Fett- und Lebergewebe zu aktivieren. So werden nach dem Eintritt in die Blutbahn kontinuierlich Fettsäuren aus den Chylomikronen freigesetzt, die entweder als energiereiche Substrate im Muskelgewebe

14

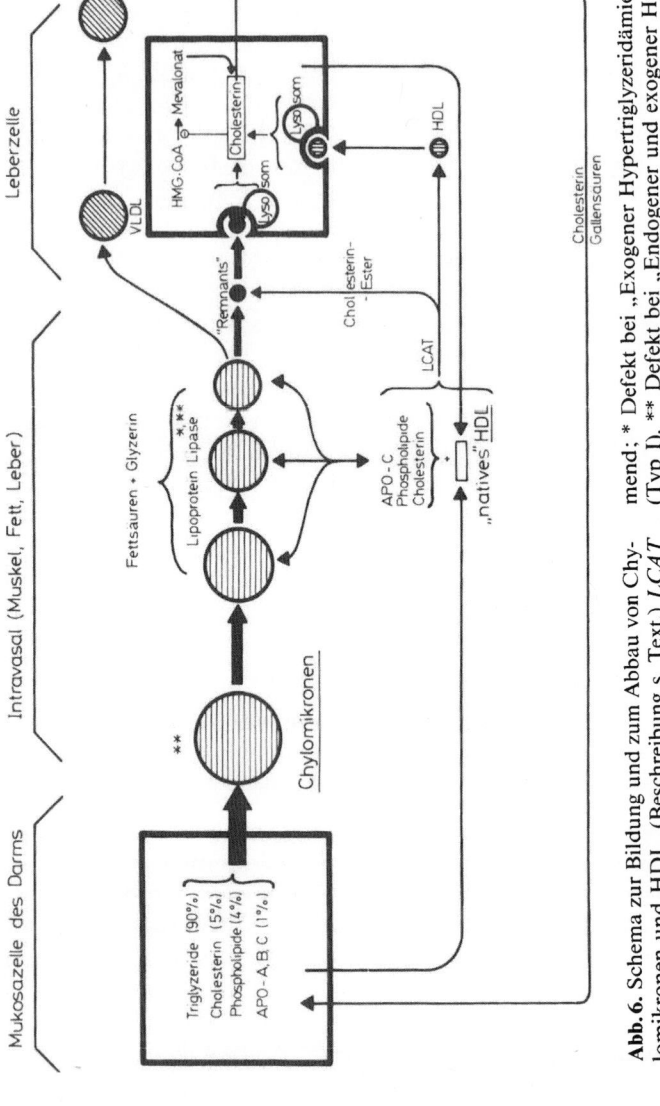

Abb. 6. Schema zur Bildung und zum Abbau von Chylomikronen und HDL. (Beschreibung s. Text.) *LCAT* = Lecithin-Cholesterin-Acyl-Transferase. *HMG.CoA* = Hydroxy-Methyl-Glutaryl-Coenzym A. (–) hemmend; * Defekt bei „Exogener Hypertriglyzeridämie" (Typ I). ** Defekt bei „Endogener und exogener Hypertriglyzeridämie" (Typ V)

verbraucht oder aber in Fett- und Lebergewebe als Triglyzeride gestapelt werden. Bei diesem langsamen Abbau der Chylomikronen durch die Lipoproteinlipase wird ein Teil der Apoproteine frei, und zwar speziell das Apoprotein C II sowie Phospholipide und Cholesterin, die mit Hilfe der LCAT auf native HDL-Partikel aufgeladen werden (s. auch Abb. 10).

Bei weiterem Abbau der Chylomikronen entstehen immer kleinere und triglyzeridärmere Partikel, die vorwiegend noch Cholesterin enthalten, die sog. Chylomikronen-Remnants. Auf sie kann über die LCAT noch weiter Cholesterinester aufgeladen werden. Sie werden dann von der Leberzelle mit Hilfe eines spezifischen membranständigen Remnant-Rezeptors oder des LDL-Rezeptors [24, 36] endozytiert. Die Remnants werden in den Lysosomen der Leber zu Aminosäuren und Cholesterin abgebaut. Das über die Remnants in die Leberzelle aufgenommene Cholesterin, bei dem es sich überwiegend um Nahrungscholesterin handelt, hemmt das Schlüsselenzym der Cholesterinsynthese in der Leberzelle, die HMG-CoA-Reduktase und damit die eigene Cholesterinsynthese der Leber [3]. Dies stellt einen wichtigen Rückkoppelungsmechanismus dar, durch den exogenes Cholesterin die endogene Cholesterinsynthese blockieren kann. Auch die während des Abbaus der Chylomikronen gebildeten HDL-Lipoproteine werden wahrscheinlich von der Leber endozytiert und abgebaut [89, 186, 207]. Damit fließt auch das in ihnen enthaltene Cholesterin in den Cholesterinpool der Leber. Aus dem sich in der Leber sammelnden Cholesterin vermag das Organ dann einerseits Gallensäuren zu bilden, die über die Gallenwege in den Darm transportiert und dort entweder rückresorbiert oder ausgeschieden werden (entero-hepatischer Kreislauf), andererseits erfolgt auch wieder eine Abgabe von Cholesterin an das Blut über die VLDL (Abb. 9).

2.5.2 Bildung und Abbau der VLDL, LDL und HDL

Die VLDL-Lipoproteine werden in der Leber zu 50% aus Triglyzeriden, 19% Cholesterin, 19% Phospholipiden und 10% Apoproteinen C, B, E, A und D gebildet (Abb. 9) [89, 186]. Da-

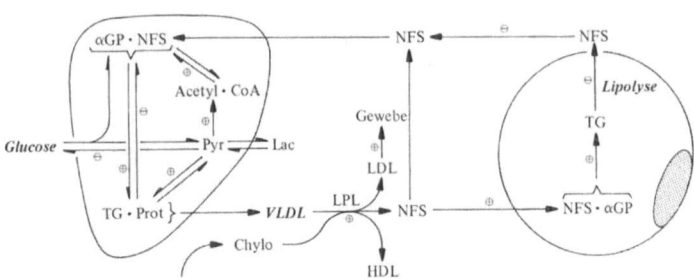

Leber   *Fettgewebe*

Abb. 7. Schema zur hormonellen Regulation der VLDL-Synthese (Beschreibung s. Text.) *TG* = Triglyzeride, *NFS* = nicht veresterte Fettsäuren, αGP = α-Glyzerophosphat, *Prot* = Protein, *Pyr* = Pyruvat, *Lac* = Lactat, *LPL* = Lipoproteinlipase, *Chylo* = Chylomikronen, *(+)* = Insulin fördert, katabole Hormone hemmen, *(−)* = Insulin hemmt, katabole Hormone fördern

bei stammt das Cholesterin teilweise aus dem Cholesterinpool der Leber, teilweise aus der Neusynthese der Leber. Die Produktionsrate der VLDL hängt im wesentlichen von der Bildung an Triglyzeriden ab, reguliert wird diese durch die Menge der in die Leber strömenden Fettsäuren. Daher spielen die Lipolyse, d. h. die Abgabe von Fettsäuren aus Depots im Fettgewebe, und damit auch alle Hormone, die dort angreifen, für die Regulation der VLDL-Synthese eine wichtige Rolle (Abb. 7).

Weitere Quellen der Triglyzeride die in VLDL eingebaut werden, sind Fettsäuren, die aus der Hydrolyse der Chylomikronen stammen und Fettsäuren, die die Leber bei kohlenhydratreicher Diät nach Auffüllen der Glykogenspeicher aus Glucose synthetisiert [81]. Die aus den Fettgeweben freiwerdenden nichtveresterten Fettsäuren (Lipolyse) werden im Plasma an Albumin gebunden transportiert. Sie werden von der Leber entsprechend dem arteriellen Angebot aufgenommen [83], dann entweder reverestert oder nach Transport ins Mitochondrion durch die β-Oxidation in den Acetyl-CoA-Pool überführt [81]. Von dort werden sie entweder im Citratzyklus zu CO_2 oxidiert, zu Ketonen umgebaut oder auch zu Fettsäuren

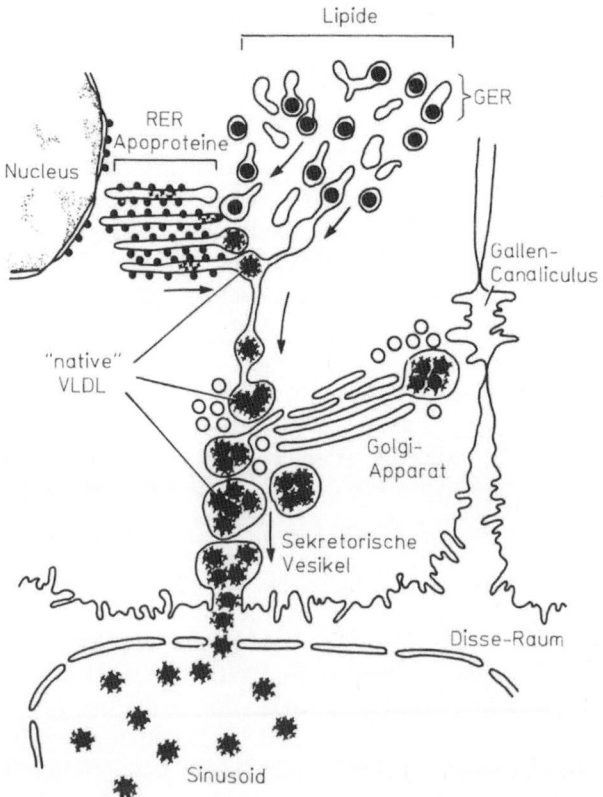

Abb. 8. Schema zur Bildung der VLDL in der Leberzelle. (Havel et al., 1980 [89]). *RER* = rauhes endoplasmatisches Retikulum, *GER* = glattes endoplasmatisches Retikulum

resynthetisiert. Die Konzentration der freien Fettsäuren im Plasma ist mit 0,3–0,7 mVal/l relativ niedrig, und ihr Anteil an den Gesamtlipiden des Plasmas ist unbedeutend. Aufgrund ihrer hohen Umsatzrate mit einer Halbwertszeit von 2–3 min stellen sie jedoch die stoffwechselaktivste Lipidfraktion dar [89]. Für die Höhe des Fettsäurespiegels ist neben der Fettgewebslipolyse auch die Chylomikronen- und VLDL-Hydrolyse verantwortlich. Werden mehr Chylomikronen und VLDL gebildet, so fallen bei ihrem ungestörten Abbau auch vermehrt Fettsäuren an, die in den peripheren Geweben aufgenommen werden und zur Leber rezirkulieren [89].

Wie man sich heute die Bildung der Triglyzeridtröpfchen und der VLDL-Lipoproteine in der Leber vorstellt, geht aus der Abb. 8 hervor [89]. Nach Reveresterung der in die Leber strömenden Fettsäuren tauchen triglyzeridhaltige Fetttröpfchen im glatten endoplastischen Retikulum (GER) des Hepatozyten auf. Von dort wandern sie zum nahe dem Nukleus der Zelle liegenden rauhen endoplasmatischen Retikulum (RER), das mit Ribosomen beladen ist. Diese vermögen Apoproteine zu synthetisieren, die hier mit den Lipiden verbunden werden. Die entstehenden sog. „nativen" VLDL wandern in den langen Schläuchen des endoplasmatischen Retikulums zum Golgi-Apparat, in dessen weiten Röhren sie zu größeren Paketen gesammelt werden, um dann in Form von Exozytose von der Zelle in den Disse-Raum abgegeben zu werden.

Die VLDL werden wie die Chylomikronen durch die Lipoproteinlipasen im Blut-, Muskel-, Fett- und Lebergewebe zu Fettsäuren abgebaut (Abb. 9), die entweder im Muskel wieder als energiereiche Substrate Verwendung finden, oder im Fettgewebe deponiert werden. Zur Aktivierung der Lipoproteinlipase wird den VLDL wie den Chylomikronen wieder Apoprotein C II von den nativen HDL zur Verfügung gestellt. Diese werden wieder mit Hilfe der LCAT mit Cholesterin, Phospholipiden und Apoprotein aufgeladen, so daß HDL-Lipoproteine entstehen können. Dabei unterscheidet man die „nativen" HDL, die HDL_3 sowie die HDL_2. Die einzelnen Fraktionen entstehen wie in Abb. 10 dargestellt [45]. Bei der Hydrolyse der VLDL entstehen durch zunehmenden Triglyzeridverlust

---

Abb. 9. Schema zur Bildung und zum Abbau von VLDL, IDL, LDL und ▷ HDL. (Beschreibung s. Text.) *LCAT* = Lecithin-Cholesterin-Acyl-Transferase, *HMG.CoA* = Hydroxy-Methyl-Glutaryl-Coenzym A. (−) = hemmend, (+) = fördernd. *Defekt bei „Isolierter Hypercholesterinämie" (Typ II a), **Defekt bei „Kombinierter Hyperlipoproteinämie" (Typ II b), ***Defekt bei „Dysbetalipoproteinämie" (Typ III), § Defekt bei „Endogener Hypertriglyzeridämie" (Typ IV)

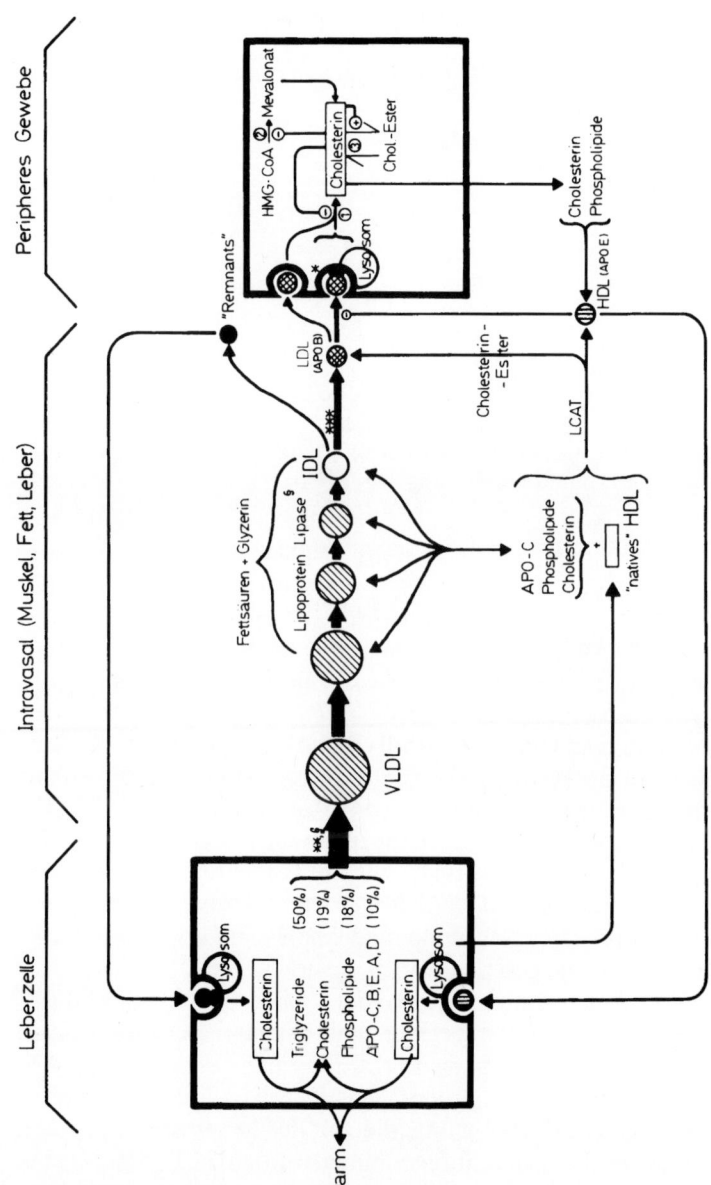

Peripheres Gewebe

Intravasal (Muskel, Fett, Leber)

Leberzelle

HMG-CoA → Mevalonat

Cholesterin

Chol.-Ester

Cholesterin
Phospholipide

HDL (APO E)

Lysosom

"Remnants"

LDL (APO B)

Cholesterin-
-Ester

LCAT

IDL

Fettsauren + Glyzerin

Lipoproten Lipase

APO-C
Phospholipide
Cholesterin

"natives" HDL

VLDL

Cholesterin

Lysosom

Triglyzeride   (50%)
Cholesterin   (19%)
Phospholipide   (18%)
APO-C, B, E, A, D (10%)

Cholesterin

Lysosom

Darm

19

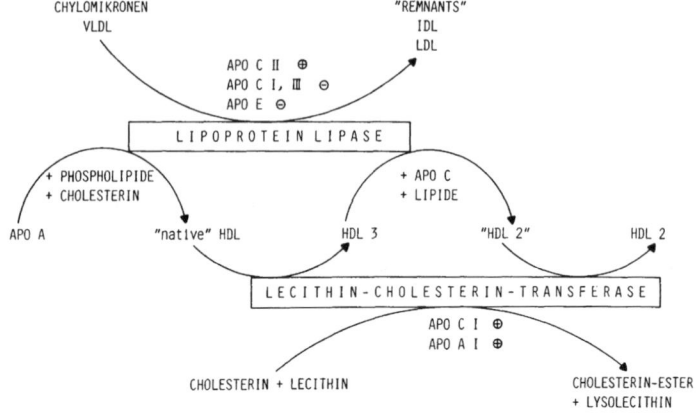

Abb. 10. Schema zum Stoffwechsel der HDL-Lipoproteine. (−) = hemmend, (+) = fördernd. (Nach Eisenberg [45])

ebenso wie bei den Chylomikronen kleinere Partikel mit weniger Triglyzerid- aber höherem Cholesteringehalt, nämlich VLDL-Remnants sowie über die Zwischenstufe der IDL die LDL [71, 89, 108, 186].

Vergleicht man die Zusammensetzung eines VLDL-Lipoproteins und eines LDL-Lipoproteins (Abb. 11) [89], dann sieht man anhand des Triglyzeridverlusts die quantitative Bedeutsamkeit der Aktivität der Lipoproteinlipasen. Betrachtet man den Rückgang des Cholesteringehalts während der VLDL-Hydrolyse, dann zeigt sich die quantitative Bedeutsamkeit der Aktivität der nativen HDL, die mit Cholesterin während der VLDL-Lipolyse aufgeladen werden: Das LDL-Lipoprotein enthält prozentual weit mehr an Cholesterin und Cholesterinestern, absolut gesehen jedoch nur etwa die Hälfte.

Als Zwischenstufe im Abbau der VLDL zu LDL entsteht das IDL-Lipoprotein mit einer intermediären Dichte (1006–1019 g/ml), aus dem das LDL-Lipoprotein durch weitere Abschmelzung vom Triglyzerid gebildet wird. Daneben entstehen die sog. VLDL-Remnants, die von der Leber über einen Rezeptormechanismus aufgenommen werden [24, 89] und wie bei den Remnants der Chylomikronen in den Cholesterinpool des

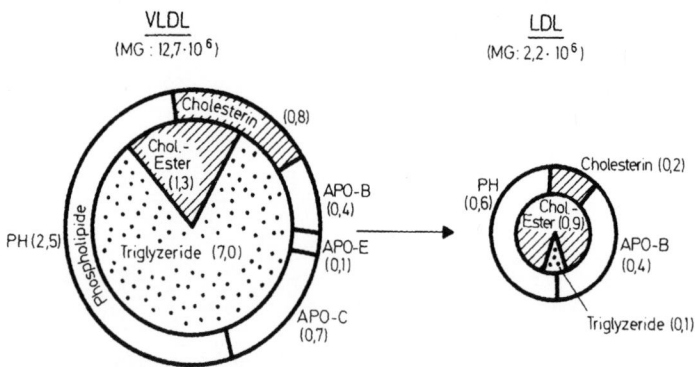

Abb. 11. Vergleich der Größe und der Zusammensetzung eines VLDL- und LDL-Lipoproteins. (Nach Eisenberg [45]). MG = Molekulargewicht, PH = Phospholipide. In Klammern Molekulargewichtsanteil · 10^6

Hepatozyten eingehen. Auf die vorwiegend cholesterinhaltigen kleineren LDL-Partikel können durch die Aktivität der LCAT weitere Cholesterinester aufgelagert werden. Das LDL-Lipoprotein hat die Aufgabe, Cholesterin an die peripheren Zellen heranzutragen, wo es z. B. zur Membransynthese benötigt wird [81]. LDL bindet durch seinen Apo-B-Anteil an einen Membranrezeptor, der das LDL-Partikel in die Zelle einschleust (Abb. 12). Dieser spezifische Rezeptor wurde an vielen menschlichen Zellen nachgewiesen [24]. Nach der Endozytose werden der Rezeptor und das LDL-Lipoprotein durch lysosomale Enzyme zu Aminosäuren und Cholesterin abgebaut. Die anfallenden Abfallprodukte bewirken in der Zelle

1. daß eine weitere Aufnahme von LDL-Proteinen verhindert wird, um einer Überflutung der Zelle mit Cholesterin vorzubeugen;
2. daß die HMG-CoA-Reduktase, das Schlüsselenzym der zellulären Cholesterinsynthese, in ihrer Aktivität gehemmt wird, um die Cholesterinsynthese in der Zelle der Aufnahme anzupassen;
3. daß die Reveresterung des Cholesterins aktiviert wird, so daß der Cholesterinpool kleiner, das Depot mit dem leichter zu speichernden Cholesterinester jedoch größer wird.

21

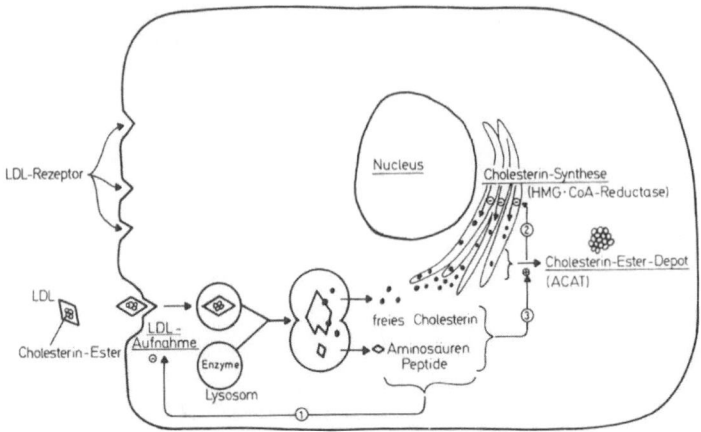

Abb. 12. Schema zur Regulation des LDL-Stoffwechsels in den Zellen der peripheren Gewebe sowie der Leber. Siehe Text! (Nach Brown u. Goldstein [23]). $ACAT$ = Acyl.CoA: Cholesterin-Acyltransferase

Die Endozytose von LDL scheint durch Insulin beschleunigt zu werden. HDL bindet über seinen Apoprotein-E-Anteil ebenfalls an den LDL-Rezeptor und kann dadurch möglicherweise die LDL-Aufnahme kompetitiv hemmen. Abbildung 12 faßt die Charakteristika des LDL-Stoffwechsels in den Zellen der peripheren Gewebe und der Leber zusammen [24].

Neben der LDL-Aufnahme über den eben beschriebenen Rezeptormechanismus gibt es noch einen zweiten Weg der Einschleusung von LDL, ebenfalls über einen Rezeptor, den sog. „scavenger pathway" [24, 66, 89, 116, 117]. Bei normalem LDL-Spiegel werden über den LDL-Rezeptorweg täglich etwa 30% des umgesetzten Cholesterins in Zellen aufgenommen, über den „scavenger pathway" 15% [89]. Bei erhöhten LDL-Spiegeln gewinnt dagegen der „scavenger pathway" zunehmende Bedeutung. Der Rezeptor des „scavenger pathway" scheint vor allem LDL-Partikel zu binden, die in ihrer Molekülstruktur in vitro verändert wurden. Möglicherweise kommt diesem Stoffwechselweg in vivo eine Klärungsfunktion für verändertes LDL zu (scavenger = Straßenkehrer). Solche in vivo veränderten LDL-Partikel wurden bei Diabetikern gefunden [175].

22

Eine Rückkoppelungshemmung der Aufnahme von Cholesterin, durch die die Zelle vor einer Cholesterinüberflutung geschützt wird, gibt es bei diesem Stoffwechselweg des LDL nicht[89]. Der „scavenger pathway" scheint vor allem in Zellen des reticulo-endothelialen Systems wie etwa Makrophagen der Milz, des Knochenmarks, der Niere sowie in Haut und Sehnen vorzukommen. Über diesen Stoffwechselweg kommen wahrscheinlich die massiven Cholesterinablagerungen in diesen Geweben zustande, die man bei der familiären Hypercholesterinämie (s. Kap. 3) vorfindet. Außerdem dürfte der „scavenger pathway" eine entscheidende Rolle bei der Pathogenese der Atherosklerose spielen (s. Kap. 4).

3 Einteilung und Pathogenese der Hyperlipoproteinämien

[19, 23, 68, 71, 89, 108, 139, 141, 146, 162, 207]

Die Vermehrung der Lipidbestandteile des Plasmas geht immer auch mit einer Vermehrung der Transporteiweiße einher. Man spricht daher von Hyperlipoproteinämien (HLP). Als primäre Hyperlipoproteinämien werden alle genetisch bedingten oder von nicht bekannten exogenen Auslösemechanismen verursachten Erkrankungen bezeichnet. Besteht ein Kausalzusammenhang zu einer Grundkrankheit, so spricht man von sekundären Hyperlipoproteinämien. Die HLP wurden von Fredrickson et al.[53] nach dem Lipoproteinmuster im Plasma in 5 Typen unterteilt, wobei eine weitere Unterteilung des Typs II in a und b vorgenommen wurde. Diese rein deskriptive Einteilung nach laborchemischen Eigenschaften berücksichtigt nicht die Ätiologie und Pathogenese der Erkrankungen. Tabelle 3 [89] zeigt, welche Erkrankungen den 5 Lipidmustertypen zugrunde liegen können.

3.1 Primäre Hyperlipoproteinämien

3.1.1 Familiärer Lipoproteinlipasemangel (Typ I)

Bei Typ I *(Hyperchylomikronämie, exogene Hypertriglyzeridämie)* findet man eine exzessive Triglyzeriderhöhung bei nur mäßig erhöhten Cholesterinwerten (Tabelle 4a). In einem sehr geringen Prozentsatz (weniger als 100 bekannte Fälle) liegt diesem Lipidmuster eine angeborene Erkrankung, der *familiäre Lipoproteinlipasemangel* zugrunde (Synonyme: Bürger-Grütz-Syndrom, familiäre Chylomikronämie, fettinduzierbare Hy-

Tabelle 3. Einteilung und Pathogenese der Hyperlipoproteinämien

Bezeichnung der Fettstoffwechsel-störung	Typ (nach Fredrickson und Levy)	Primäre Erkrankungen	Sekundäre Erkrankungen bei folgenden Grundleiden
Exogene Hyper-triglyzeridämie (Chylomikronen)	Typ I	Familiärer Lipo-proteinlipase-mangel	Dysglobulinämie Systemischer Lupus erythematodes
Endogene Hyper-triglyzeridämie (VLDL)	Typ IV	Familiäre endogene Hypertriglyzerid-ämie (leichte Form) Familiäre Hyperlipidämie vom multiplen Typ	Diabetische Hyperlipidämie Glykogenose Typ I Lipodystrophie Dysglobulinämie Urämie Hypopituitaris-mus Nephrotisches Syndrom
Endogene und exogene Hyper-triglyzeridämie (VLDL + Chylomikronen)	Typ V	Familiäre endogene Hypertriglyzerid-ämie (schwere Form) Familiärer Lipo-proteinlipase-mangel (während Schwangerschaft)	Verstärkung einer primären Erkrankung: Diabetes mellitus, Alkohol, Östrogen (Glucocorticoide, Streß)
Hypercholesterin-ämie (LDL)	Typ II a	Familiäre Hyper-cholesterinämie (LDL-Rezeptor-Defekt) Familiäre Hyper-lipidämie vom multiplen Typ	Nephrotisches Syndrom Hypothyreose Dysglobulinämie Cushing-Syn-drom Akute intermittierende Porphyrie Hepatom
Kombinierte Hyperlipidämie (LDL + VLDL)	Typ II b	Familiäre Hyper-lipidämie vom multiplen Typ	Nephrotisches Syndrom Hypothyreose Dysglobulinämie

Tabelle 3 (Fortsetzung)

Bezeichnung der Fettstoffwechsel-störung	Typ (nach Fredrickson und Levy)	Primäre Erkrankungen	Sekundäre Erkrankungen bei folgenden Grundleiden
			Cushing-Syndrom (Glucocorticoide, Streß)
Remnant-Hyperlipidämie (β-VLDL)	Typ III	Familiäre Dysbetalipoproteinämie	Hypothyreose Systemischer Lupus erythematodes
Lamelläre Hyperlipoproteinämie (vesikuläre und scheibenförmige Lipoproteine)	–	Familiärer Lecithin-Cholesterin-Acyl-Transferase-Mangel	Cholostase (lamelläre HDL) Leberversagen

perlipämie). Das Leiden wird autosomal rezessiv [52] vererbt. Chylomikronen als Transportform exogener Triglyzeride werden infolge eines Lipoproteinlipasemangels stark verzögert aus dem Plasma entfernt, so daß selbst nach 12stündiger Nahrungskarenz noch eine deutliche Lipämie besteht und Chylomikronen lipidelektrophoretisch nachgewiesen werden können. VLDL werden nicht vermehrt im Plasma gefunden. Offensichtlich reicht die verbleibende Lipoproteinlipaseaktivität aus, um VLDL, die bei normaler Fettzufuhr in wesentlich geringerer Menge anfallen als Chylomikronen, normal abzubauen. Ein Anstieg auch der VLDL wird beobachtet, wenn die VLDL entweder vermehrt produziert (z. B. Östrogene) oder vermindert abgebaut werden (Schwangerschaft, Diabetes mellitus etc.) [89].

Die Hauptkomplikation dieser Hyperlipidämie sind rekurrente Pankreatitiden, die sich durch einen hohen Fettanteil in der Nahrung provozieren lassen [89] und die durch Fettrestriktion verhindert werden können [82]. Die Serumamylaseaktivität kann hierbei normal bleiben [82], wodurch die Diagnose er-

Tabelle 4a. Serumlipidveränderungen bei „Exogener Hypertriglyzeridämie".
(Nach Schaefer [172])

Störung	Laborbefunde (mg/dl)*				Bezeichnung
	n	Serum	TG	CHOL	HDL	
Defekt der LPL im Fettgewebe Vererbung: autosomal rezessiv	12	Rahmig/ Klar/ Trüb	3316 ±2345	324 ±197	17±6	Hyperchylo- mikronämie (Typ I)

Häufigkeit	Klinik
Extrem selten (ca. 12 Fälle in der BRD) Erworben (z. B. bei Dysglobulinämie)	Kindesalter Oberbauchschmerzen Hepatosplenomegalie Eruptive Xanthome Keine KHE

KHE = Koronare Herzerkrankung.

schwert sein kann. Ein hypothetisches Modell der Pathogenese dieser Störung, die auch bei anderen Formen schwerer Hypertriglyzeridämie (s. unten) auftritt, ist in Abb. 13 dargestellt. [82]

3.1.2 Familiäre Hypercholesterinämie (Typ II a)

Bei Typ II a *(isolierte Hypercholesterinämie)* findet man eine Erhöhung des Cholesterins im Plasma, während die Triglyzeride normal sind; es handelt sich hierbei um eine isolierte Vermehrung der LDL (Tabelle 4b). Angeborene Erkrankungen, die diesem Lipidmuster zugrunde liegen, sind die *familiäre Hypercholesterinämie* und die *familiäre Hyperlipidämie vom multiplen Typ.* Der familiären Form der Hypercholesterinämie liegt eine LDL-Verwertungsstörung durch einen Defekt des LDL-Rezeptorsystems [24, 63] zugrunde (Abb. 12). Hierdurch ist die Aufnahme von LDL in periphere Gewebe und die damit verbundene Hemmung der peripheren Cholesterinsynthese gestört (s. oben). Die Erkrankung wird primär autosomal vererbt [89], sie manifestiert sich bei homozygoter Anlage bereits im

28

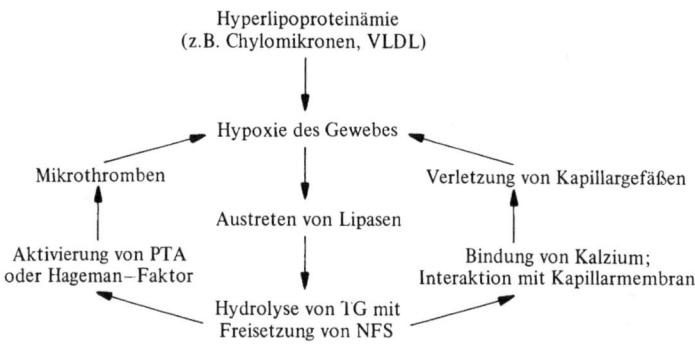

Abb. 13. Hypothetisches Modell der Pathogenese der Hyperlipidämie-bedingten Pankreatitis. (Nach Havel [82])

Kindesalter, bei heterozygoter Anlage im frühen Erwachsenenalter [89]. Es wurde zunächst gefunden, daß beim homozygoten Genotyp der familiären Hypercholesterinämie ein vollkommenes Fehlen der LDL-Rezeptoren vorliegt, während bei Heterozygoten die Zahl der Rezeptoren vermindert ist. Neben dem Verlust des Rezeptors ließen sich in dieser Krankheitsgruppe nun noch weitere Mutationstypen nachweisen [24], bei denen entweder der Rezeptor das LDL-Partikel nur noch schwach binden kann oder bei denen ein normal bindender Rezeptor vorliegt, der aber das LDL-Partikel nicht in die Zelle einschleusen kann (Abb. 12).

Die Folgen der LDL-Rezeptorstörung [89] sind einerseits ein gestörter LDL-Katabolismus, andererseits ein Wegfall der Hemmung der peripheren Cholesterinsynthese; beides führt zum Anstieg des Plasma-LDL. Die erhöhten LDL-Spiegel sind der Ausgangspunkt des bei dieser Erkrankung stark erhöhten Arterioskleroserisikos (s. Kap. 4). Die Folgen, die das Fehlen des LDL-Rezeptors für den LDL-Katabolismus hat, und die davon ausgehenden Folgen für die Genese der arteriosklerotischen Veränderungen, sollen im folgenden anhand des in Abb. 14 [65] dargestellten Modells diskutiert werden.

Bei Gesunden werden täglich ca. 1 500 mg Plasma-LDL in Zellen aufgenommen [65] (s. auch Kap. 4). Diese Menge LDL ent-

Tabelle 4b. Serumlipidveränderungen bei „Hypercholesterinämie". (Nach Schaefer [172])

Störung	Laborbefunde (mg/dl)*				Bezeichnung
	n	Serum	TG	CHOL HDL	
Fehlen, *Verminderung* *oder Defekt des* *LDL-Rezeptors* Vererbung: autosomal dominant	454	Klar	135 ± 86	354 ± 91 44 ± 12	Isolierte Hyper- cholesterinämie (Typ II a, selten ähnlich wie II b)

Häufigkeit	Klinik
–0,5% der Bevölkerung 5–10% erworben (z. B. Hypothyreose)	~ 5% aller Herzinfarkte Homozygote im Kindesalter Heterozygote 3.–4. Dekade Tendinöse, tuberöse Xanthome Arcus lipoides, Xanthelasmen

spricht ca. 45% des gesamten Plasma-LDL-Pools. Ca. 30% des LDL-Pools (1 000 mg/Tag) werden über den LDL-Rezeptorweg in Parenchymzellen aufgenommen, ca. 15% des Plasma-LDL-Pools (500 mg/Tag) werden über den „scavenger pathway" vornehmlich in Zellen des retikulo-endothelialen Systems (Kupffer-Sternzellen, Makrophagen der Milz, der Niere und des Knochenmarks) sowie in Haut, Sehnen und anderen Geweben aufgenommen. Die Bedeutung des „scavenger pathway" nimmt mit zunehmender Insuffizienz des eigentlichen LDL-Rezeptorstoffwechselwegs zu. So führt bei heterozygoten Patienten mit familiärer Hypercholesterinämie die Insuffizienz des LDL-Rezeptorwegs zunächst zum Anstieg von LDL im Plasma, der Anstieg des Plasma-LDL führt dann im weiteren zu einem verstärkten Abbau von LDL über den „scavenger pathway" so wie dies in Abb. 4 dargestellt ist. Mit steigender LDL-Plasmakonzentration nimmt die Aktivität des „scavenger pathway" zu, ein neues Gleichgewicht zwischen LDL-Synthese und -Abbau stellt sich auf erhöhtem Niveau des Plasma-LDL-Spiegels ein. Bei homozygoten Patienten mit familiä-

30

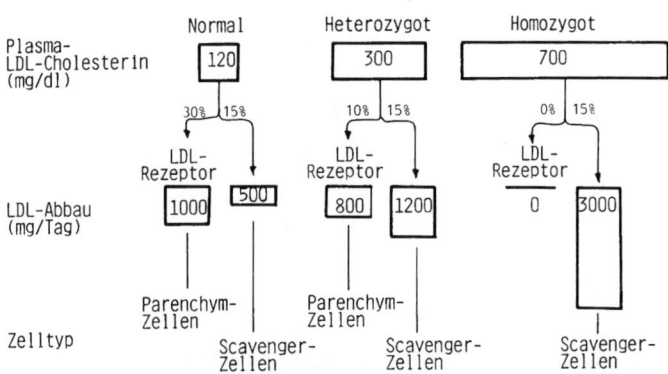

Abb. 14. Bilanzierter Abbau von LDL-Cholesterin über den Rezeptor und den Scavenger-Mechanismus beim Gesunden und bei familiärer Hypercholesterinämie. (Nach Goldstein u. Brown [65])

rer Hypercholesterinämie (in Abb. 14 rechts dargestellt) erfolgt der Abbau des LDL ausschließlich über den „scavenger pathway", ein Gleichgewicht zwischen Synthese und Abbau stellt sich erst bei noch stärker erhöhten LDL-Spiegeln ein. Über den „scavenger pathway" kommen dann bei dieser Erkrankung die Cholesterinablagerungen, die in vielen Geweben gefunden werden, zustande, die auch Ausgangspunkt der Arteriosklerose sind [63]. Auf die Pathogenese der arteriosklerotischen Veränderungen bei der familiären Hypercholesterinämie wird weiter unten noch ausführlich eingegangen.

3.1.3 Familiäre Hyperlipidämie vom multiplen Typ (Typ II a, II b, IV)

Beim Typ II b *(kombinierte Hyperlipidämie)* ist sowohl der Cholesterin- als auch der Triglyzeridspiegel im Plasma erhöht (Tabelle 4c). Als Lipidmuster findet man eine Erhöhung der LDL und/oder der VLDL. Die Pathogenese der primären Form der Erkrankung, der *familiären Hyperlipidämie vom mul-*

31

Tabelle 4c. Serumlipidveränderungen bei „Kombinierter Hyperlipidämie". (Nach Schaefer[172])

Störung	Laborbefunde (mg/dl)				Bezeichnung
	n	Serum	TG	CHOL	HDL	
Gesteigerte VLDL-Synthese Vererbung: autosomol dominant?	9	Klar/ Trüb	283 ± 62	320 ± 44	–	Kombinierte Hyperlipidämie (wie II a, II b, IV, selten V)

Häufigkeit	Klinik
·- 1,5% der Bevölkerung	~ 15% der Herzinfarkte
5–10% erworbene (z. B. Nephrose)	Selten Sehnenxanthome
20–40% der Hyperlipoproteinämien	Familien: ~ 1/3 Hypercholesterinämie
	~ 1/3 Hypertriglyzeridämie
	~ 1/3 gemischte Hyper- lipidämie
	Selten: Diabetes mellitus, Pankreatitis

tiplen Typ ist nicht völlig geklärt; es scheint ein vermehrter Anfall von LDL als Folge einer gesteigerten VLDL-Bildung vorzuliegen [34, 71], während der LDL-Abbau ungestört zu sein scheint. Die Erkrankung wird wahrscheinlich autosomal dominant vererbt [89]. Im Gegensatz zu anderen familiär vorkommenden Hyperlipidämien [54, 60, 62, 119, 138, 181], wie der familiären Hypercholesterinämie oder der familiären endogenen Hypertriglyzeridämie, ist das Lipoproteinmuster der erkrankten Familienangehörigen uneinheitlich; ca. 1/3 der Erkrankten haben eine isolierte Hypercholesterinämie (Typ II a), 1/3 haben eine endogene Hypertriglyzeridämie (Typ IV) und 1/3 der Verwandten haben eine kombinierte Hyperlipidämie. Diese Varianz im Lipoproteinmuster führte zu der Bezeichnung Hyperlipidämie vom multiplen Typ. [54, 60, 62, 119, 138, 167, 181]

3.1.4 Familiäre Dysbetalipoproteinämie (Typ III)

Bei Typ III *(Remnant-Hyperlipidämie, β-VLDL)* sind Lipoproteine vermehrt, die VLDL- und Chylomikronen-Remnants ähneln; sie entsprechen bei einer Dichte von weniger als 1006 g/ml den VLDL, elektrophoretisch verhalten sie sich jedoch wie ein β-Lipoprotein (β-VLDL). Es findet sich in der Lipidelektrophorese eine verbreiterte β-Bande, die in der Prä-Bande verschmilzt (Synonym: broad beta disease). Cholesterin und Triglyzeride sind etwa gleichmäßig erhöht. Bei der primären Form der Erkrankung, der *familiären Dysbetalipoproteinämie* (Tabelle 4d) dürfte ein Defekt im VLDL-Abbau auf der Stufe IDL zu LDL vorliegen [34], dessen genaue Ursache heute noch nicht geklärt ist. Der Vererbungsmodus der Erkrankung ist unbekannt [89], die Schwere der Erkrankung ist sehr variabel und wird besonders durch Kalorienaufnahme und die Schilddrüsenfunktion beeinflußt [89]. Eine volle Ausprägung der Erkrankung mit schwerer Hyperlipoproteinämie, charakteristischen Symptomen (s. Kap. 5) und Neigung zu peripherer Makroangiopathie ist selten. Auffällig ist, daß in den vermehrt ge-

Tabelle 4d. Serumlipidveränderungen bei „Dysbetalipoproteinämie". (Nach Schaefer [172])

Störung	Laborbefunde (mg/dl)				Bezeichnung
	n	Serum	TG	CHOL	HDL	
Defekter Abbau von IDL→LDL Defektes Apoprotein E3 Vererbung: autosomal rezessiv?	66	Trüb	694 ± 486	441 ± 153	38 ± 19	Familiäre Dysbetalipoproteinämie (Typ II gelegentlich wie IV)
	Häufigkeit	Klinik			
	Sehr selten	3.–4. Dekade Periphere und koronare Gefäßerkrankung Palmare Xanthome (Handflächen!) Verminderte Glukosetoleranz			

fundenen β-VLDL-Partikeln ein Mangel von Apoproteinen E_3 gefunden wird [86, 199]; dieser Defekt steht möglicherweise in Zusammenhang mit der VLDL-Abbaustörung. Das genetisch bedingte Fehlen von Apoprotein E_3 scheint aber nur ein Faktor unter anderen bei der Ausprägung der Erkrankung zu sein, da ein Fehlen von Apoprotein E_3 bei ca. 1% der Bevölkerung gefunden wird [200], das Auftreten der Erkrankung jedoch in einem wesentlich geringeren Prozentsatz erfolgt. Zusätzliche genetische Faktoren oder Umweltfaktoren scheinen also zur Ausprägung der Erkrankung notwendig zu sein.

3.1.5 Familiäre endogene Hypertriglyzeridämie (Typ IV)

Bei Typ IV *(endogene Hypertriglyzeridämie)* findet man eine Erhöhung des Triglyzeridspiegels bei normalem oder mäßig erhöhtem Gesamtcholesterinspiegel; die Erhöhung des Lipidspiegels geht auf eine isolierte Vermehrung von VLDL zurück (Tabelle 4e). Die LDL-Spiegel sind normal oder erniedrigt, HDL zeigt oft ein inverses Verhältnis zu den Triglyzeriden. Die primäre Form der Erkrankung, die *familiäre endogene Hypertriglyzeridämie* wird autosomal dominant vererbt [54]. Die Krankheit manifestiert sich normalerweise nicht vor dem 20. Lebensjahr [54]. Zusätzlich zur Hypertriglyzeridämie findet man bei den erkrankten Personen häufig eine der folgenden weiteren Stoffwechselkrankheiten: Fettsucht, Insulinresistenz, Nüchtern-Hyperinsulinismus und Glucoseintoleranz, weiter Hochdruck und Hyperurikämie [82, 142, 179]. Bei schweren Formen der familiären Hypertriglyzeridämie, die mit Triglyzeridspiegeln von mehr als 1 000 mg/dl einhergehen, findet man auch chylomikronenähnliche Partikel vermehrt, so daß sich dann ein Lipidproteinmuster wie bei Typ V ergibt [26, 54, 82]. Ebenso führt vermehrte Kohlenhydrateinnahme [13, 26], extensiver Alkoholabusus [1] sowie die Einnahme von oralen Kontrazeptiva [82], ein begleitender Diabetes mellitus [13, 82] oder ein Hypothyreodismus [82] zum Auftreten von Chylomikronen. Als Ursache der VLDL-Erhöhung bei der endogenen familiären Triglyzeridämie werden sowohl eine vermehrte

Tabelle 4e. Serumlipidveränderungen bei „Endogener Hypertriglyzerid-ämie". (Nach Schaefer [172])

Störungen	Laborbefunde (mg/dl)				Bezeichnung
	n	Serum	TG	CHOL	HDL	
Gesteigerte Bildung und defekter Ab-bau von VLDL Erblich: autosomal dominant?	299	Trüb	438 ± 417	251 ± 64	37 ± 11	Endogene Hyper-triglyzeridämie (Typ IV, gele-gentlich wie V)

Häufigkeit	Klinik
~ 1% der Bevölkerung	~ 5% der Herzinfarkte
~ 10% erworben	3.–4. Dekade
(z. B. Diabetes mellitus)	Diabetes mellitus, Hyperurikämie
40–60% der Hyperlipoproteinämien	Alkoholabusus, Kontrazeptiva

Sekretion [1, 47, 124, 143, 158] als auch eine erniedrigte VLDL-Clearance oder beide Mechanismen [15, 20, 83; 159] zusammen vermutet. [99, 137]

Bei dieser Erkrankung läßt sich die Stoffwechselstörung nicht auf einen singulären Defekt, wie dies etwa bei der familiären Hypercholesterinämie (Fehlen des LDL-Rezeptors) möglich ist, zurückführen, vielmehr muß ein Zusammenspiel mehrerer Faktoren diskutiert werden.

Relativer Lipoproteinlipasemangel: Bei Patienten mit pri-märer endogener Hypertriglyzeridämie wurden bis zu 30% nie-drigere Lipoproteinlipaseaktivitäten im Gewebe gefunden [156].

Fettsucht und Insulinresistenz: Die meisten Patienten mit en-dogener Hypertriglyzeridämie leiden an Fettsucht. Der Ein-fluß der Fettsucht auf den VLDL-Stoffwechsel kann wie folgt skizziert werden. Fettsucht führt zu einer vermehrten Sekretion von VLDL-Triglyzeriden aus der Leber, da bei diesen Perso-nen ein vermehrtes Angebot an die Leber von Kohlenhydraten und Fetten aus dem Darm, aber auch von freien Fettsäuren, die aus den Depots des Fettgewebes stammen, vorliegt [19, 135,

141]. Das vermehrte Angebot von freien Fettsäuren aus dem Fettgewebe ist allein schon Folge der erhöhten Gesamtfettgewebsmasse. Hinzu kommt eine periphere Insulinresistenz, die Muskel- und Fettgewebe betrifft [146]. Hypertrophierte Fettzellen besitzen weniger Insulinrezeptoren und eine reduzierte Insulinempfindlichkeit [145]. Das hierdurch bedingte Nachlassen der antilipolytischen Wirkung von Insulin führt zu einer weiteren Verstärkung des Angebots von freien Fettsäuren aus dem Fettgewebe an die Leber [135] und somit zur verminderten VLDL-Sekretion [47]. Da das Pankreas die verminderte Insulinwirksamkeit durch vermehrte Sekretion zu kompensieren sucht, kommt es in der Folge zu einem Hyperinsulinismus [146, 179]. Bei noch normalem Ansprechen der Leber auf Insulin fördert dies die VLDL-Synthese noch weiter [11]. Die meisten fettsüchtigen Personen können die durch die genannten Mechanismen zustande kommende vermehrte VLDL-Produktion durch einen vermehrten VLDL-Abbau kompensieren [77]. Eine Hypertriglyzeridämie tritt erst dann auf, wenn diese Kompensation nicht mehr möglich ist, sei es aufgrund einer übermäßig gesteigerten VLDL-Synthese oder – zumindest bei einem Teil der Patienten – aufgrund des oben erwähnten relativen Lipoproteinlipasemangels (s. auch Abb. 17).

Bei der endogenen Hypertriglyzeridämie werden oft niedrige LDL-Spiegel und HDL-Spiegel gefunden. Die niedrigen LDL-Spiegel scheinen auf einen beschleunigten LDL-Abbau zurückzuführen zu sein, die niedrigen HDL-Spiegel dürften in Zusammenhang mit dem möglicherweise gestörten Abbau der triglyzeridreichen Lipoproteine zusammenhängen [139].

3.1.6 Endogene und exogene Hypertriglyzeridämie (Typ V)

Bei Typ V *(endogene und exogene Hypertriglyzeridämie)* sind neben den VLDL auch Chylomikronen vermehrt (Tabelle 4f). Die Triglyzeride sind z. T. exzessiv erhöht, das Cholesterin ist ebenfalls erhöht. Als primäre Form kommt dieses Lipoproteinmuster bei schweren Formen der *familiären endogenen Hypertriglyzeridämie* und beim *familiären Lipoproteinlipasemangel* während der Schwangerschaft vor.

Tabelle 4f. Serumlipidveränderungen bei „Endogener und exogener Hypertriglyzeridämie". (Nach Schaefer [172])

Störung	Laborbefunde (mg/dl)					Bezeichnung
	n	Serum	TG	CHOL	HDL	
Mangelnde Aktivität der LPL, pathologische Struktur der Chylomikronen, Aufstau der VLDL. Vererbung: autosomol dominant?	95	Rahmig/ Trüb	2071 ± 2072	373 ± 190	27 ± 12	Hyperlipidämie mit Vermehrung endogener und exogener Triglyzeride (Typ V, gelegentlich wie IV)

Häufigkeit	Klinik
Sehr selten Häufiger erworben (z. B. Diabetes mellitus)	3. Dekade Eruptive Xanthome Hepatosplenomegalie Pankreatitis

3.2 Sekundäre Hyperlipoproteinämien

Welche Krankheiten und exogenen Ursachen – wie Alkohol und Medikamente – welche Hyperlipidämien hervorrufen können, geht aus Tabelle 5 hervor [4].

3.2.1 Diabetes mellitus
[89, 162]

3.2.1.1 Juveniler Diabetes (Abb. 15)

Der Insulinmangel ruft Lipidveränderungen hervor, wie sie bei der primären Form der endogenen Hypertriglyzeridämie (Typ IV) sowie der Hypertriglyzeridämie mit Vermehrung endogener und exogener Triglyzeride (Typ V) auftreten.
Während die erstere sich im wesentlichen beim akut entglei-

Tabelle 5. Sekundäre Hyperlipidämien. (Nach Assmann [4])

Ursachen	Typ I	Typ IIa	Typ IIb	Typ III	Typ IV	Typ V
Diabetes mellitus	×			×	×	×
Nierenerkrankungen Urämie (Dialyse)					×	
Nephrose		×	×			
Lebererkrankungen Cholestase		×	×			
Hepatitis					×	
Hypothyreose		×				
Dysproteinämien Myelom			×	×		
Lupus Erythematodes	×			×		×
Exogene Ursachen Alkoholabusus					×	×
Kortikoide			×			
Östrogene					×	
Thiazide					×	

sten Diabetes findet, tritt die letztere vor allem beim chronisch
entgleisten Diabetes auf. Dies beruht auf den unterschiedlichen pathophysiologischen Mechanismen, die während aku-
ter und chronischer Entgleisung zum Tragen kommen.

3.2.1.1.1 Akute Entgleisung (Abb. 15 A). Als Folge des akuten
Insulinmangels kommt es zu einer verstärkten Lipolyse im
Fettgewebe ①, so daß die freien Fettsäuren im Plasma ansteigen. Die Leber nimmt sie entsprechend dem arteriellen Angebot auf ② und reverestert sie, wenn ihre Oxidation die benötig-
te Energie deckt ③. Da die VLDL-Synthese im wesentlichen
von der Reveresterungsrate abhängt, bedeutet eine verstärkte

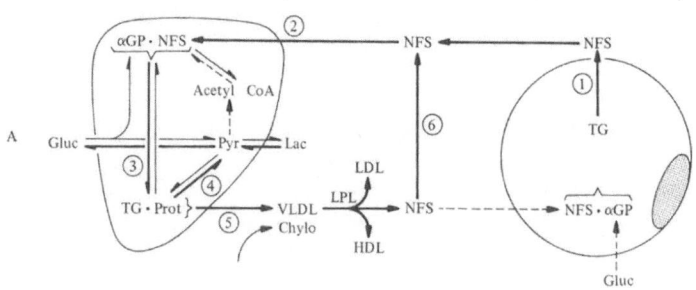

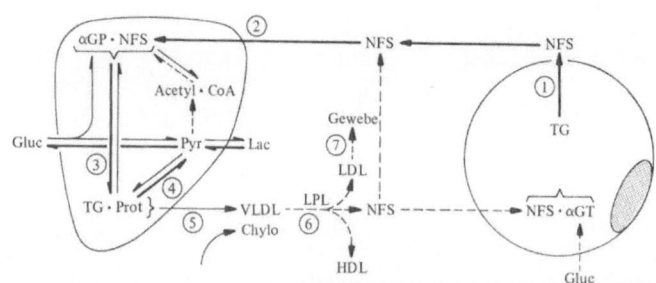

Abb. 15. Pathogenese der Fettstoffwechselstörung bei juvenilem Diabetes mellitus. *A* = akute Entgleisung z. B. Typ IV, *B* = chronische Entgleisung z. B. Typ V. (Abkürzungen s. Abb. 7. Beschreibung s. Text)

Fettsäurebereitstellung, wie beim Insulinmangel, eine Steigerung der VLDL-Synthese ⑤. Gleichzeitig kommt es in der Leber durch den akuten Insulinmangel nicht nur zu einer Steigerung der Glukoneogenese aus Laktat und Aminosäuren, sondern auch zu einer starken intrahepatischen Proteolyse, deren Abbauprodukte, die Aminosäuren, in die Glukoneogenese münden ④. Bei noch normal funktionierender Lipoproteinlipase entstehen korrespondierend zu dem vermehrten Anfall von VLDL auch entsprechend vermehrt LDL- und HDL-Lipoproteine (s. Abb. 9). Die aus der Hydrolyse der VLDL ent-

39

stehenden Fettsäuren rezirkulieren z.T. zur Leber und führen zu einer weiteren Erhöhung des Fettsäureangebots ⑥. Als Summe dieser Effekte entsteht eine VLDL-Vermehrung im Plasma.

3.2.1.1.2 Chronische Entgleisung (Abb. 15 B).

Dauert der Insulinmangel länger, dann stehen bei der starken Proteolyse Proteine, die für die VLDL-Synthese wichtig sind, nicht mehr zur Verfügung ④. Obwohl weiterhin vermehrt Triglyzeride gebildet werden, können diese nicht als VLDL die Leber verlassen ⑤. Daneben kommt es auch zu einer Synthesehemmung der Lipoproteinlipase [17, 55, 196], so daß VLDL, obwohl ihre Bildung jetzt wieder geringer ist, durch eine Abbauhemmung im Serum angestaut werden. Durch den Lipoproteinlipasemangel werden auch Chylomikronen länger als 15 h nach der Mahlzeit im Serum beobachtet, so daß man neben dem Typ IV auch den Typ V beobachten kann. Darüber hinaus führt der Insulinmangel zu einer verminderten LDL-Aufnahme in die peripheren Zellen [24] ⑦. Es entsteht zwar weniger LDL-Lipoprotein, aber es wird auch weniger von den Zellen aufgenommen. Damit kann der LDL-Spiegel im Verhältnis zum VLDL verhältnismäßig hoch ansteigen und im Serum wandelt sich der Typ IV in das Erscheinungsbild einer kombinierten Hyperlipidämie (Typ II b). Als Folge des gestörten Abbaus der VLDL und Chylomikronen findet sich häufig eine Erniedrigung der HDL [68, 139].

3.2.1.2 Erwachsenendiabetes

Im ersten Stadium des Erwachsenendiabetes führt die meist vorhandene Adipositas, wie dies oben schon diskutiert wurde (s.S. 35, 36), zu einer Insulinresistenz [146]. Dies hat eine Hyperglykämie und dann eine Hyperinsulinämie zur Folge, die ebenfalls zu einer Fettstoffwechselstörung Typ IV führen können. Wie man heute weiß, liegt diese Insulinresistenz im wesentlichen in den peripheren Geweben, besonders im Muskel- und Fettgewebe, während die Leber noch fast normal auf Insulin reagiert [146]. Neben dem erhöhten Insulinantrieb führt

40

die Hyperglykämie an der Leber allein schon über den Soskin-Mechanismus [81] zu einer Steigerung der Glucoseaufnahme ①. Damit wird der Acetyl-CoA-Pool auch aus Glucose gespeist und die Leber spart sich dadurch die ankommenden Fettsäuren für die Reveresterung auf ②.

Bei hohen Insulinspiegeln werden aus dem Acetyl-CoA-Pool auch größere Mengen an Fettsäuren gebildet, die sofort wieder der Reveresterung zur Verfügung stehen ③. Durch die vermehrte Triglyzeridproduktion ④ kommt es zu einer Steigerung der Abgabe von VLDL ⑤, die dann normal in den peripheren Geweben abgebaut werden. Dabei entstehen viele Fettsäuren ⑥, so daß trotz erhöhter Insulinspiegel auch durch Rezirkulation ständig ein vermehrtes Fettsäureangebot an die Leber besteht ⑦. Demgemäß steigt die Aktivität der Reveresterung und damit die VLDL-Abgabe aus der Leber (Abb.16).

Neben der weiterbestehenden oder sogar zunehmenden Adipositas, bei der die nichtveresterten Fettsäuren erhöht sind ⒤, bewirken die VLDL bei normaler Lipoproteinlipaseaktivität (LPL-) über eine zusätzliche Fettsäurenbereitstellung ⓥ eine weitere Verschlechterung der Insulinresistenz, die zur Hyperglykämie ⒤⒤, und damit zur Hyperinsulinämie ⒤ⓥ führt und damit zur weiteren Gewichtszunahme ⓥ⒤ sowie einer weiteren

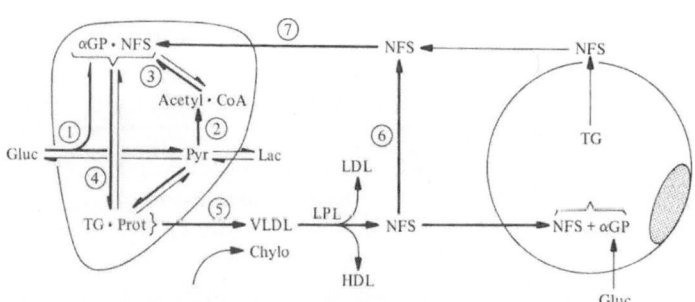

Abb.16. Pathogenese der Fettstoffwechselstörung beim Erwachsenendiabetes: bei Hyperinsulinämie. Bei Insulinmangel s. unter Abb.15 A/B. (Abkürzungen s. Abb.7. Beschreibung s. Text)

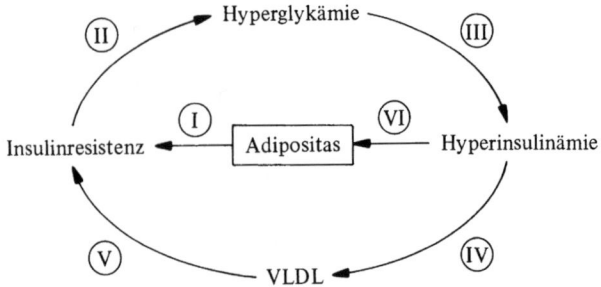

Abb. 17. Darstellung des Zusammenhangs zwischen Adipositas – Glucose-
verwertungsstörung – Hyperinsulinämie und Fettstoffwechselstörung. (Beschreibung s. Text)

Aktivierung der LPL, so daß ein Circulus vitiosus auftritt, der
durch Gewichtsabnahme am günstigsten unterbrochen werden kann (Abb. 17).

3.2.2 Nierenerkrankungen

3.2.2.1 Urämie [89]

Bei der Urämie tritt eine endogene Hypertriglyzeridämie (Typ
IV) auf. Durch die gesteigerte Katabolie mit starker Proteolyse
scheint es zu einer Einschmelzung der Lipoproteinlipase zu
kommen, so daß der VLDL-Abbau gestört wird. Da es sich
meistens um Patienten im Dialyseprogramm handelt, wird als
Ursache des Enzymverlusts auch das Heparin diskutiert, das
die an den Kapillaren gebundene Lipoproteinlipase vermehrt
in die lösliche Form umwandelt. Außerdem soll bei der entstehenden Fettstoffwechselstörung die in der Urämie auftretende
Insulinresistenz – ähnlich wie oben diskutiert – ebenfalls eine
Rolle spielen.

3.2.2.2 Nephrotisches Syndrom   [89]

Dabei tritt entweder eine isolierte Hypercholesterinämie (Typ II a) oder eine kombinierte Hyperlipidämie (Typ II b) auf. Dies ist immer dann der Fall, wenn das Serumalbumin unter 2 g/dl abfällt. Als Ursachen werden Fettsäuren angeschuldigt, die normalerweise an Albumin gebunden im Blut transportiert werden. Bei fehlendem Albumin binden sie an alle größeren Lipoproteine und führen so zu einer Veränderung ihrer Eigenschaften, so daß Enzyme und Rezeptorenorgane sie nicht mehr richtig erkennen. Außerdem sollen die im Serum ungebunden vorkommenden Fettsäuren leichter von der Leber extrahiert werden können. So kommt es zu einer vermehrten VLDL-Synthese sowie zu einem Anstau der VLDL sowie der LDL.

3.2.3 Lebererkrankungen

3.2.3.1 Cholestase   [89]

Bei der Cholestase tritt eine isolierte Hypercholesterinämie (Typ II a) oder eine kombinierte Hyperlipidämie (Typ II b) auf. Dies wird heute so erklärt, daß die im Blut aufgestauten biliären Lipide zu einer Störung der Zusammensetzung der kleineren besonders cholesterinhaltigen Partikel führen, so daß ganz neue Lipoproteine, wie z. B. das LDx- oder das LDy-Lipoprotein, zu beobachten sind. Es handelt sich dabei um vesikuläre Lipoproteine, die im Elektronenmikroskop charakteristische Formen entwickeln. Dies gilt auch für die HDL-Lipoproteine, die bei der Cholestase häufig reduziert sind.

3.2.3.2 Hepatitis   [89]

Bei der Leberentzündung tritt eine endogene Hypertriglyzeridämie (Typ IV) auf, wobei meist nur eine geringe Erhöhung der Triglyzeride beobachtet werden kann. Dies ist wohl am

ehesten darauf zurückzuführen, daß bei der im Entzündungs-
streß gesteigerten Lipolyse mit erhöhtem Fettsäureangebot an
die Leber diese in der entzündeten Leber weniger verbraucht
werden und damit vermehrt für die Reveresterung zur Verfügung stehen. Allerdings wurden auch Abbaustörungen der
VLDL beobachtet.

3.2.4 Schilddrüsenerkrankungen [89]

Bei der Unterfunktion der Schilddrüse kommt es zwar zu einer
Senkung der Cholesterinsynthese, jedoch werden auch der
LDL-Abbau sowie die Gallensäuresynthese stark herabge-
setzt, so daß es wie bei der isolierten Hypercholesterinämie
(Typ II a) immer zu einem Anstieg des Cholesterins im Blut
kommt.

3.2.5 Dysproteinämien [89]

Bei Myelom, Lupus erythematodes sowie der Amyloidose etc.
treten die verschiedensten Störungen im Fettstoffwechsel auf.
Es kommt durch die Bindung atypischer Proteine an die Lipoproteine zu einer Störung ihres Abbaus, da sie von ihren En-
zym- und Rezeptorsystemen nicht mehr erkannt werden können.

3.2.6 Exogene Ursachen

3.2.6.1 Alkohol [89]

Bei größerem Alkoholgenuß kommt es zu einer endogenen
Hypertriglyzeridämie (Typ IV). Sie entsteht durch die schnelle
Oxidation des Alkohols in der Leber, der soviel Energie liefert,
daß die sonst zur Oxidation herangezogenen Fettsäuren für
eine vermehrte Reveresterung zur Verfügung stehen. Damit
wird die Triglyzerid- und die VLDL-Bildung angeregt.

3.2.6.2 Kortikoide [89]

Unter Einnahme von Kortikoiden tritt häufig eine kombinierte Hyperlipidämie auf (Typ II b). Diese wird im wesentlichen auf zwei Ursachen zurückgeführt:

1. kommt es durch eine Steigerung der Lipolyse bei gleichem hepatischen Verbrauch zu einer vermehrten Reveresterung und damit Triglyzerid- und VLDL-Bildung in der Leber,
2. wirken die Kortikoide als Insulinantagonisten am LDL-Rezeptor, so daß ein Anstieg des Cholesterins die Folge ist.

3.2.6.3 Östrogene [89]

Bei ihrer Verabreichung findet man meist endogene Hypertriglyzeridämien (Typ IV). Dabei ist sowohl eine Steigerung der VLDL-Synthese als auch eine Verminderung der Lipoproteinlipaseaktivität nachweisbar.

3.2.6.4 Thiazide [89]

Unter diesen Diuretika wird häufig eine endogene Hypertriglyzeridämie (Typ IV) beobachtet, deren Ätiologie noch nicht näher geklärt ist.

4 Epidemiologie der Atherosklerose

Die Atherosklerose ist ein chronischer, in Schüben am Endothel der größeren Gefäße verlaufender, degenerativer, z.T. reaktiv endzündlicher Prozeß, der heute die häufigste Todesursache in der Mortalitätsstatistik der BRD darstellt [204] (Abb. 18).

4.1 Pathologie und Risikofaktoren

Beobachtet man die pathologisch-anatomischen Gefäßveränderungen im Verlaufe einer Atherosklerose (Abb. 19), so zeigen sich bereits zwischen dem 10. und 20. Lebensjahr Verände-

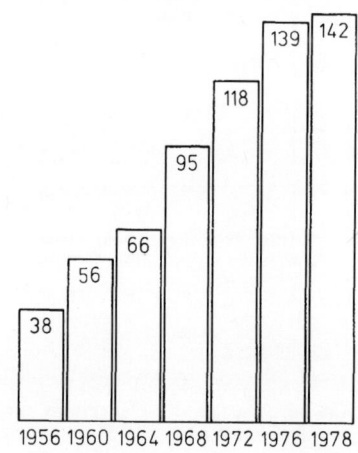

Abb. 18. Sterbefälle an Herzgefäßerkrankungen in 1000 in der Bundesrepublik Deutschland. (Nach Wieland u. Seidel [204])

1956 1960 1964 1968 1972 1976 1978

38 56 66 95 118 139 142

rungen in Form von wandständigen Fettstreifen [122]. Zwischen dem 20. und 30. Lebensjahr werden diese reaktiv durch glatte Gefäßmuskelzellen der Media fibrös umgebaut, so daß Plaques entstehen, die das Gefäßvolumen bereits bis zur Hälfte einengen können. Ein wesentlicher Teil dieser Erkenntnis wurde durch Sektionsberichte über die in Korea und Vietnam gefallenen jungen amerikanischen Soldaten gewonnen. Auf diesen Endothelveränderungen kommt es häufig zu thrombotischen Auflagerungen mit hämodynamisch wirksamer Einengung des Gefäßes, so daß dann meist zwischen dem 40. und 50. Lebensjahr die ersten Symptome einer Atherosklerose in Form von Angina pectoris, oder Claudicatio intermittens zu bemerken sind. Später (ab dem 50. Lebensjahr) werden die von den befallenen Gefäßen versorgten Organe in Form von Herz- und Gehirninfarkten etc. geschädigt.

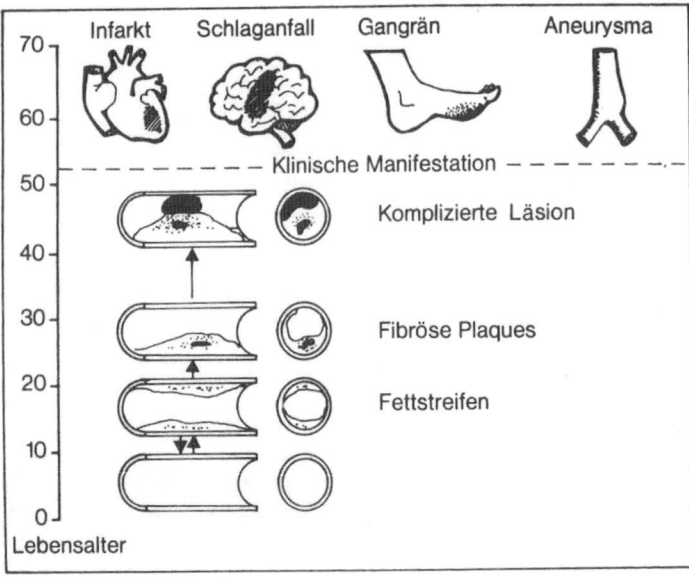

Abb. 19. Schematische Darstellung zum zeitlichen Verlauf der Atherosklerose. (Nach McGill [122])

48

In großen epidemiologischen Studien [46, 101, 151] wurden Faktoren entdeckt, die diesen charakteristischerweise in Schüben verlaufenden chronischen Prozeß beschleunigen können. Als primäre Faktoren wurden Hypercholesterinämie, Hypertonie und Nikotinabusus, als sekundäre Faktoren Diabetes, Übergewicht etc. erkannt. Wie aus den großen epidemiologischen Studien, wie z. B. der Framingham-Studie [96] hervorgeht, verstärken sich bei Vorhandensein mehrerer Faktoren die Risiken exponentiell (Abb. 20).

4.1.1 Zur Bedeutung des Übergewichts für die anderen Risikofaktoren

Nach dem Ernährungsbericht 1976 [39] leidet die Hälfte unserer Bevölkerung an Übergewicht. Übergewicht liegt vor bei einem Körpergewicht von mehr als 120% des sog. Idealgewichts

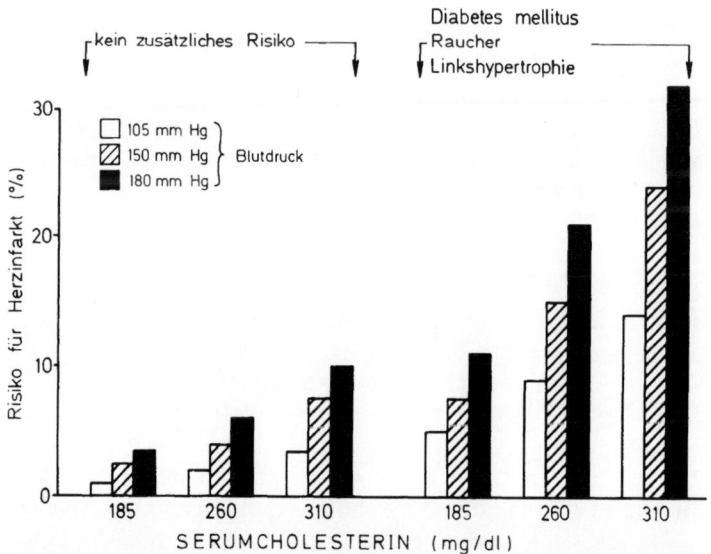

Abb. 20. Vervielfachung des Atheroskleroserisikos bei Zusammentreffen mehrerer Risikofaktoren. (Nach Kannel et al. [96])

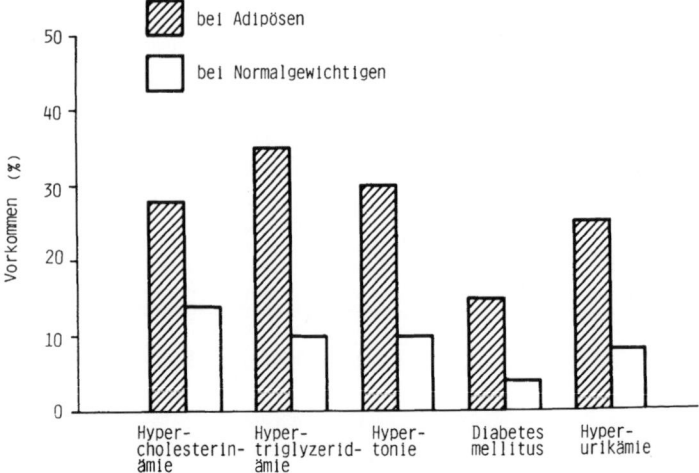

Abb. 21. Vorkommen von Risikofaktoren beim Adipösen im Vergleich zum Normalgewichtigen. (Nach Kannel et al. [97])

(s. Tabelle 18). Allein führt es noch nicht zur Atherosklerose, jedoch gehäuft zur Manifestitation angelegter Risikofaktoren wie Hypercholesterinämie, Hypertonie, Diabetes mellitus und Gicht. Treten diese zutage, werden sie durch das Übergewicht verstärkt. Daß Risiken wie ein erhöhter Cholesterinspiegel [144], eine Hypertonie etc. – gehäuft bei Übergewicht beobachtet (Abb. 21) [177] – durch Gewichtsreduktion beseitigt werden können, ist heute erwiesen [90, 133, 144]. Daneben werden eine ganze Reihe weiterer Erkrankungen begünstigt (Tabelle 6) [73].

4.2 Bedeutung der Hypercholesterinämie

Von den primären Faktoren stellt die Hypercholesterinämie den wichtigsten Risikofaktor dar. Es sprechen mehrere Punkte für die Bedeutung der stark cholesterinhaltigen Lipoproteine wie LDL, IDL und „Remnants" bei der Ausbildung einer Atherosklerose: Man kann feststellen, daß a) Fütterung von Cholesterin beim Tier eine Atherosklerose hervorruft [206],

Tabelle 6. Krankheiten, die durch Übergewicht begünstigt werden (Aus Gries et al. [73])

Arteriosklerose	Glucoseintoleranz – Diabetes mellitus
Koronare Herzkrankheit	Hypercholesterinämie
Hypertonie	Hypertriglyzeridämie
Herzhypertrophie	Hyperurikämie – Gicht
Herzverfettung	Postoperative Komplikationen
Apoplexie	Schwangerschafts-, Geburts-
Varizen	und Wochenbettkomplikationen
Störungen der Lungenfunktion	Descensus uteri, Harnwegsinfekt
Pickwick-Syndrom	Menstruationsstörungen,
Fettleber	Endometriumkarzinom
Gallensteine	Hernien (Nabel-, Hiatushernie)
Degenerative Gelenk-	Hautveränderungen
erkrankungen	Erhöhte Unfallrate

b) eine mechanische Verletzung der Intima nur bei erhöhten LDL-Lipoproteinen in einem überschaubaren Zeitraum zur Atherosklerose führt [206], c) Populationen mit niedrigen LDL-Lipoproteinen (unter 160 m/dl) von weniger Atherosklerose befallen sind, d) eine ausgezeichnete Korrelation zwischen den LDL-Lipoproteinen und der Häufigkeit des Auftretens eines Herzinfarkts besteht (Abb. 22) [14, 46, 96] und e) auch das frühe Auftreten eines Herzinfarkts bei familiärer Hypercholesterinämie für die Bedeutung der LDL-Lipoproteine bei der Genese der Atherosklerose spricht [64] (s. Kap. 3).

4.2.1 Arbeitshypothese zur Pathogenese [89]

Bei einem *normalen LDL-Cholesterinspiegel* von 120 mg/dl im Serum, kommt es wegen der erschwerten Durchlässigkeit des normalen Endothels zu einem Konzentrationsgradienten von 10:1 zwischen intravasalem und interstitiellem Flüssigkeitsraum (Abb. 23) [163]. Die Cholesterinkonzentration im Interstitium von etwa 12 mg/dl liegt nach Bindungsstudien am LDL-Rezeptor beim Menschen etwa 5fach über dem Sätti-

51

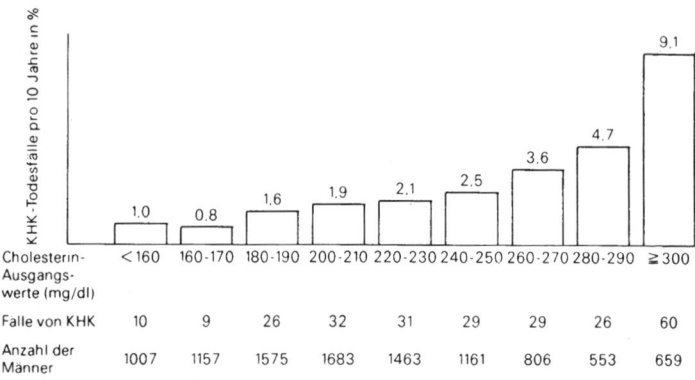

Cholesterin-Ausgangswerte (mg/dl)	<160	160-170	180-190	200-210	220-230	240-250	260-270	280-290	≥300
Falle von KHK	10	9	26	32	31	29	29	26	60
Anzahl der Manner	1007	1157	1575	1683	1463	1161	806	553	659

Abb. 22. Beziehung zwischen Todesfällen an koronarer Herzerkrankung und dem Cholesterinspiegel. (Nach Blackburn et al. [14])

gungsbereich [65]. Im Vergleich dazu haben Tiere, die keine Atherosklerose entwickeln, eine LDL-Konzentration im Interstitium von 2,5 mg/dl, die gerade ausreicht, um den LDL-Rezeptor zu sättigen [129]. Interessanterweise haben Neugeborene einen LDL-Blutspiegel von etwa 30 mg/dl, bevor sie den heutigen Nahrungs- und Streßeinflüssen ausgesetzt werden [198]. Bei dem interst. Cholesterinangebot von 12 mg/dl werden ca. 30% des täglichen Cholesterinumsatzes über den Rezeptormechanismus in die glatte Gefäßmuskelzelle aufgenommen und 15% über den sog. Scavenger-Mechanismus (s. Kap. 2). Bei dieser normalen Aufnahme kommt es zu einem Aufnahme-Feedback des Cholesterins in die Zelle (s. Kap. 3.1.2). Darüber hinaus wird durch das über den Rezeptor in die Zelle gelangende Cholesterin die intrazelluläre Synthese herabgesetzt sowie die Reveresterung beschleunigt. Der Abtransport des Cholesterins aus der Zelle erfolgt über die HDL.

Kommt es bei normalem LDL-Cholesterin zu einer *Verletzung des Endothels*, z. B. durch eine Hypertonie oder durch Nikotinabusus etc., so erfolgt ein Ausgleich der Konzentrationsunterschiede im intravasalen und interstitiellen Raum. Bei den dann stark erhöhten Cholesterinwerten im Interstitium tritt ein Me-

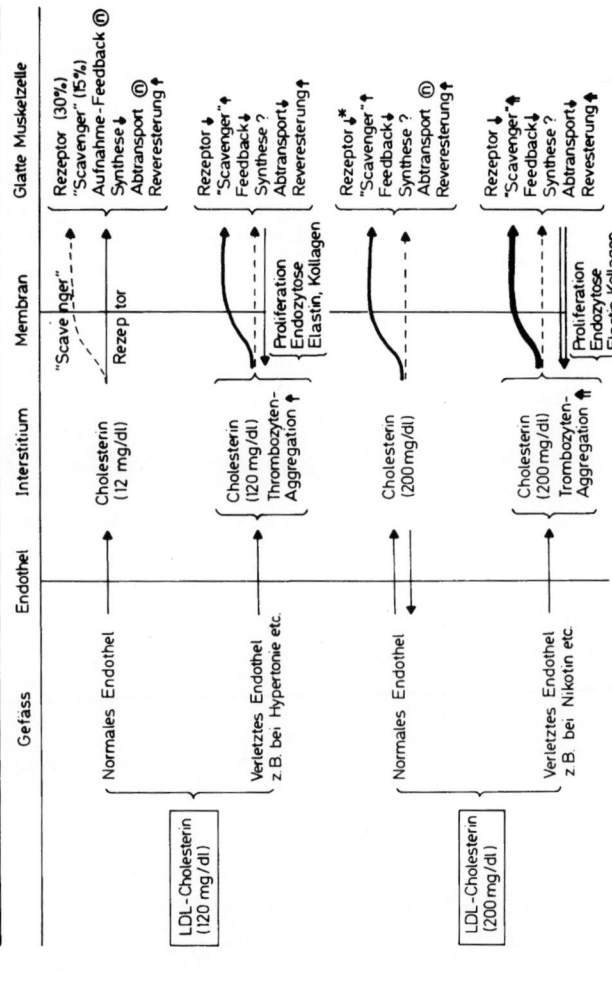

Abb. 23. Arbeitshypothese zur Entstehung der Atherosklerose bei Hypercholesterinämie. (Nach Havel et al. [89]). n = normal, herabgesetzt ↓, gesteigert ↑, stark gesteigert ↑↑, ? noch ungeklärt, —— weniger benützt, * angeborener Defekt

53

chanismus ins Spiel, der von Hormonrezeptoren bekannt ist. So wird z. B. die Anzahl der Insulinrezeptoren an Geweben durch den Seruminsulinspiegel invers reguliert, d. h. Hyperinsulinismus führt zu einer Verminderung der Rezeptorenzahl am Zielgewebe [146]. Analog hierzu hat eine Hypercholesterinämie eine „Niederregulation" der LDL-Rezeptoren zur Folge [64]. Hiermit wird in der Folge der größte Teil des Cholesterins nicht mehr über die LDL-Rezeptoren, sondern über den Scavanger-Mechanismus in die Zelle gelangen. Da nur bei Aufnahme über den Rezeptorenmechanismus ein Feedback zustande kommt, wird die Zelle jetzt mit Cholesterin überschwemmt. Bei weiterhin gesteigerter Reveresterung stapelt sich das aufgenommene Cholesterin in Form von Cholesterinestern an. Wie sich unter diesen Umständen die Syntheserate verhält, ist nicht bekannt. Im verletzten Endothel entstehen zusätzlich Thrombozytenaggregationen [170], die über Mediatoren die glatten Gefäßmuskelzellen in der Media aktivieren, in das verletzte Endothel proliferieren, Cholesterin und Cholesterinester endozytieren und Elastin und Kollagen bilden [89, 169]. Durch die Proliferation wird der Abtransport des Cholesterins aus der glatten Gefäßmuskelzelle behindert. Das verbleibende Cholesterin wird verestert, so daß in der Läsion des Endothels immer größere Cholesterindepots entstehen.

Bei der *primären Hypercholesterinämie* kommt es durch den Rezeptordefekt [24] zunächst zum Anstieg der Cholesterinkonzentration im Interstitium und dann sekundär erst im Serum. Dabei dürfte der Spiegel im Interstitium im Vergleich zu dem im Serum noch bedeutend höher liegen. Dies dürfte auch bei einigen der sekundären Hypercholesterinämien wie z. B. bei den Dysproteinämien zutreffen. Steigt der Cholesterinspiegel sekundär zuerst im Serum an, z. B. bei einer Störung der biliären Cholesterinausscheidung oder einer vermehrten Bildung der VLDL, so wird bei erhaltenem Endothel die Konzentration im Interstitium zunächst im Verhältnis 1:10 folgen. Dies kann jedoch bereits wieder bedeuten, daß die Rezeptorenzahl über eine „Niederregulation" vermindert wird und immer weniger Cholesterin über den Rezeptorenmechanismus aufgenommen wird. Die Kapazität des Scavenger-Mechanismus ist

abhängig von der Konzentration im Interstitium, so daß diese so lange ansteigt, bis der Scavenger-Mechanismus die Kapazität des Rezeptormechanismus zu kompensieren vermag (s. Kap. 2, Abb. 12/14). Dies kann erst dann der Fall sein, wenn ein Konzentrationsausgleich mit der Serumkonzentration erreicht ist. Dabei gibt es wieder keinen Aufnahme-Feedback, die Reveresterung ist stark gesteigert, der Abtransport des Cholesterins in dieser Situation wahrscheinlich normal.
Kommt eine *Verletzung des Endothels* z. B. bei Hypertonie oder bei Nikotinabusus hinzu, dann wird der Abtransport des Cholesterins durch die Proliferation der glatten Gefäßmuskelzellen mit fibrösem Umbau der Narbe verschlechtert.
Gemäß diesen Überlegungen ist der Gehalt der Intima je nach Konzentration des Cholesterins im Blut unterschiedlich hoch,

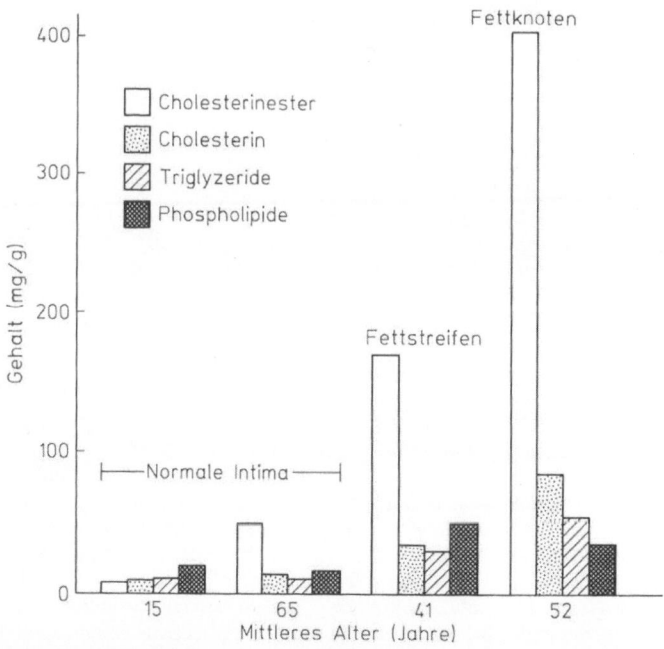

Abb. 24. Lipidgehalt der normalen Intima, der Intima mit Fettstreifen sowie mit Fettknoten (nach Smith, E. B., 1965)

in Plaques, die durch Verletzungen hervorgerufen wurden, jedoch entsprechend um ein Vielfaches erhöht. Dabei dominiert
die Depotform des Cholesterins [185] (Abb. 24). Die geschil-
derte Arbeitshypothese zur Pathogenese läßt auch verstehen,
warum sich Blutdruck und Nikotinabusus als zusätzliche Risiken nicht nur aufaddieren, sondern potenzieren (s. Abb. 20).

4.3 Bedeutung der HDL-Lipoproteine

Die Gründe, die für und gegen eine protektive Bedeutung dieser Lipoproteine bei der Ausbildung einer Atherosklerose
sprechen, sind in der Tabelle 7 aufgelistet [22, 30, 48, 61, 67, 56,
127, 128, 164, 193, 212]. Nach den vorliegenden Erkenntnissen

Tabelle 7. Haben die HDL eine protektive Wirkung bei der Ausbildung einer
Atherosklerose?

Gründe	
Dafür	Dagegen
1. Patienten mit KHE haben gering niedrigere HDL [67, 127, 164]	1. Hohe HDL-Konzentrationen hemmen nicht die LDL-Auf-nahme in isolierte Zellen beim Menschen [22]
2. Patienten mit fam. Hyperalpha-lipoproteinämie leben 5–7 Jahre län-ger [61]	2. Patienten mit „Tangier"- Erkran-kungen haben niedrige HDL aber eine normale Erkrankungsrate an Atherosklerose und eine gesteiger-te Ablagerung von Cholesterin in RES-Zellen aber nicht in glatten Muskelzellen [48]
3. Patienten mit Diabetes, Adipositas, männlichem Geschlecht und Bewe-gungsarmut tendieren zu niedrige-ren HDL [127, 212]	
4. Die Serum-HDL korrelieren invers mit dem gesamten Cholesterin-Pool [128]	3. Patienten mit LCAT-Mangel, de-ren HDL den Abtransport von Cholesterin nicht beschleunigt, haben eine normale Erkrankungs-rate [67]
5. HDL beschleunigt den Cholesterin-transport aus Membranen isolierter Zellen [193]	
6. Hohe HDL-Konzentrationen hem-men teilweise die LDL-Aufnahme isolierter Zellen beim Schwein [30]	4. Patienten mit Hyperchylomikron-ämie (Typ I) haben sehr niedrige Serum-HDL aber normale Er-krankungshäufigkeit [89]

ist nicht geklärt, ob ihnen eine protektive Wirkung bei der Ausbildung einer Atherosklerose zukommt, oder ob das HDL-Lipoprotein nur als Indikator eine mehr oder weniger günstige Situation im Lipidstoffwechsel widerspiegelt. Nach den neuesten Erkenntnissen (s. Kap. 2), dürfte mit einem vermehrten Abbau von VLDL-Lipoproteinen auch immer eine vermehrte Bildungsrate von HDL-Lipoproteinen verbunden sein (s. Abb. 9). Allerdings entstehen bei einem beschleunigten VLDL-Abbau auch immer die stark cholesterinhaltigen LDL-Lipoproteine, die, je nachdem wieviel HDL-Partikel gebildet wurden, mehr oder weniger Cholesterin enthalten. Am besten dürfte deshalb wohl das Verhältnis HDL:LDL die Situation beschreiben. Dabei sollen nicht die „nativen" HDL die Situation am besten beurteilen lassen, sondern die daraus entstehenden HDL$_2$ [68] (Abb. 10). Sie spiegeln präziser eine günstige Stoffwechselsituation wider. Wie die Abnahme des Cholesterinspiegels dürfte deshalb auch der Anstieg der HDL$_2$-Lipoproteine unter Medikamenteneinnahme auf einen Therapieerfolg hinweisen.

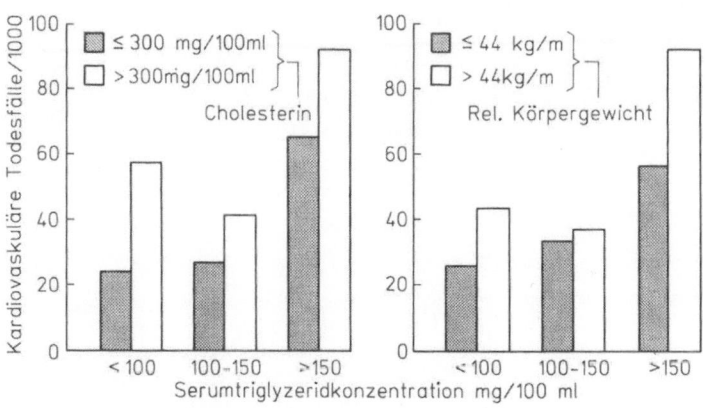

Abb. 25. Kardiovaskuläre Mortalität in Relation zur Serumtriglyzeridkonzentration und anderen Variablen. (Nach Pelkonen et al. [155])

4.4 Bedeutung der Triglyzeride

Es gibt eine Reihe Studien, die einen Zusammenhang zwischen dem Serumtriglyzeridspiegel und dem Auftreten einer koronaren Herzerkrankung beobachtet haben [35, 42, 92, 182, 155] (Abb. 25). Versucht man bei diesen Studien eine Analyse durchzuführen, bei der durch Diskriminierung der Effekt des Einzelrisikos getrennt von den anderen Risiken dargestellt wird, so gibt es Hinweise, daß die Serumtriglyzeride ein eigenes Risiko darstellen. Andererseits können vergleichbare Studien diese Korrelation nicht bestätigen [205]. Nachdem man heute weiß, daß wahrscheinlich das HDL-Lipoprotein ebenfalls eine wichtige Rolle bei der Ausbildung einer koronaren Herzerkrankung hat, ist geplant, in zukünftigen prospektiven epidemiologischen Studien das Risiko des VLDL/HDL-Verhältnisses zu beobachten. So gibt es erste Studien, die zeigen, daß es auf dieses inverse Verhältnis ankommt, ob eine VLDL-Erhöhung als Risikofaktor zu betrachten ist [7, 94, 98].

5 Klinik der Hyperlipoproteinämien

Wie uns die Epidemiologie lehrt, wird die Atherosklerose durch Auftreten bestimmter Störungen im Organismus, z.B. durch eine Hypercholesterinämie, Hypertonie etc. beschleunigt. Nach den heutigen Erkenntnissen gilt dies auch besonders für einige Lebensgewohnheiten des Menschen, wie den weit verbreiteten Nikotinabusus (s. Kap. 4). Ist die Atherosklerose in ein Stadium getreten, in dem Organstörungen auftreten, fehlen der Medizin die Mittel zu heilen. Ziel ärztlichen Handelns ist deshalb die Verlangsamung des atherosklerotischen Prozesses, so daß möglichst wenig Organschädigungen auftreten. Neben einer intensiven Aufklärung über schädliche Lebensgewohnheiten, z.B. Nikotinabusus etc., kann dies nur geschehen durch möglichst frühzeitige Erkennung auftretender Störungen, wie einer Hypercholesterinämie etc. Aus den genannten Gründen muß bei *jeder* Erhebung einer Anamnese und *jeder* Untersuchung von *jedem* Arzt besonderer Wert auf die Entdeckung dieser Risiken gelegt werden.

5.1 Diagnostische Maßnahmen

5.1.1 Anamnese und Untersuchungsbefund

5.1.1.1 Anamnese

Sind in der Familie Atherosklerose (Herztod, Schlaganfall etc.), Fettstoffwechselstörungen, Gicht, Hypertonie oder Diabetes mellitus bekannt (Tabelle 8)? Sind Symptome aufgetre-

Tabelle 8. Fahndung nach Atheroskleroserisiken bzw. Folgen einer Atherosklerose bei *jeder* Untersuchung

Anamnese		Befund
Familienanamnese	Eigene Anamnese	
Herzinfarkt	Hypertonie	Herz: 3. u. 4. Herzton,
Apoplex	Nikotin	paradoxe Pulsation etc.
Hyperlipidämie	Diabetes mellitus	Blutdruck in Ruhe u.
Hypertonie	Gicht	unter Belastung
Diabetes mellitus	Gewicht	Gefäße: Geräusche etc.
Gicht	Angina pectoris,	Leber: Größe, Konsi-
	Herzinfarkt	stenz
	Claudicatio intermittens	Milz
	Schwindelattacken,	Xanthome
	Lähmungen	Tophi
	Koliken u. Juckreiz nach	Augenhintergrund
	Mahlzeiten	Sensible u. motor.
	Pille, Thiazide, Cortison	Innervation
	etc.	Gewicht
	Alkohol	Schilddrüse
	Essensgewohnheiten	
	(wieviele Mahlzeiten,	
	süß, Fett? etc.)	
	Körperliche Aktivität	
	Streß, Schlaf, Freude, Ärger	
	Urin, Stuhl	
	Monatszyklus	

ten, die auf eine frühzeitige Gefäßerkrankung hinweisen, z. B. belastungsabhängige Herzschmerzen, torsions- oder belastungsabhängige Schwindelattacken oder eine Claudicatio intermittens? Werden Ovulationshemmer, Thiazide oder Kortikosteroide eingenommen? Trinkt der Patient regelmäßig Alkohol? Gibt es besondere Essensgewohnheiten? Besteht z. B. eine Vorliebe für fette oder süße Speisen? Sind nach fettreichen Speisen Abdominalkoliken und/oder Hautveränderungen mit Juckreiz aufgetreten? Sind Risikofaktoren vorhanden, wie z. B. Hypertonie, Nikotinabusus, Adipositas, Diabetes mellitus oder Gicht? Wie lange bestehen diese schon? Was wurde bisher dagegen unternommen? Sind Veränderungen des Harns oder Stuhls aufgetreten? Liegen Krankheiten vor, die eine sekundäre Hyperlipidämie hervorrufen können (s. auch Kap. 3.2)?

5.1.1.2 Untersuchungsbefund

Neben der Ermittlung des Gewichts, Blutdrucks, Gefäßstatus (Pulse und Geräusche), der Schilddrüsenform und Größe sowie Ausschluß einer Störung der Herzfunktion durch Auskultation und Palpation des Herzens ist auf Veränderungen zu achten, die für das Vorliegen einer Hyperlipoproteinämie sprechen (Tabelle 8). So tritt eine Hepatosplenomegalie bei endogener und exogener Hypertriglyzeridämie mit Hyperchylomikronämie auf. Xanthelasmen (Abb. 26a) sind bei allen Hyperlipoproteinämien möglich. Ein Arcus lipoides corneae stellt bei Patienten unter 40 Jahren einen wertvollen Hinweis für eine Hypercholesterinämie dar. Xanthome kommen nur bei weniger als 10% der Patienten mit Hyperlipoproteinämien vor (Abb. 26b–e). Zwischen Art, Lokalisation und Form der Xanthome gibt es keinen Zusammenhang. Nach ihnen sucht man am besten an den Streckseiten der Ellenbogen, an Hand- und Kniegelenken sowie an den Patellar-, Achilles- und Strecksehnen der Finger. Am häufigsten finden sie sich bei der familiären Hypercholesterinämie. Palmarxanthome (Abb. 26e) entlang der Handlinien finden sich praktisch *nur* bei der familiären Hypercholesterinämie sowie bei der Dysbetalipoproteinämie (Typ III nach Fredrickson).

Nicht selten läßt sich die Vermehrung von Chylomikronen im Blut noch 15 h nach der letzten Mahlzeit in den Gefäßen der Netzhaut als sog. Lipaemia retinalis beobachten. Weiter verrät der Augenhintergrund ob ein Diabetes mellitus oder eine Hypertonie schon längere Zeit vorliegen. Veränderungen des Großzehengrundgelenks, wie Schwellung, Rötung, Druckschmerz sowie typische Harnsäuretophi an der Helix der Ohren, sind Zeichen einer Gicht. Finden sich mit Hilfe der Anamnese und des Untersuchungsbefundes die in Tabelle 9 aufgeführten Hinweise, dann sollte intensiver nach einer Fettstoffwechselstörung gesucht werden.

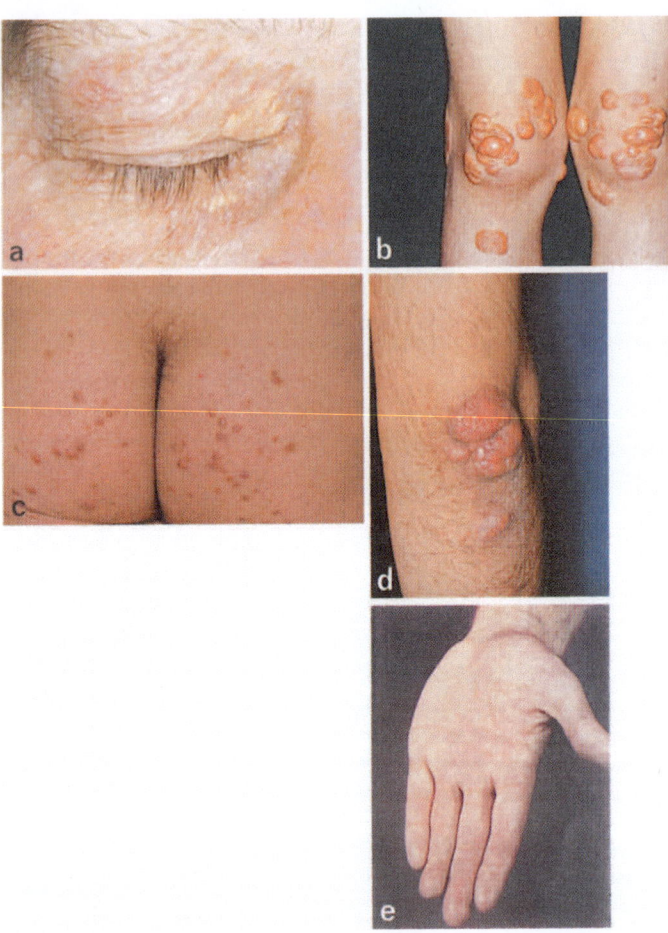

Abb. 26 a–e. Sichtbare Lipidablagerungen bei Hyperlipoproteinämien. **a** Xanthelasmen bei einem Patienten mit homozygoter familiärer Hypercholesterinämie. **b** Tuberöse Xanthome über den Knien bei einem Patienten mit homozygoter familiärer Hypercholesterinämie. **c** Eruptive Xanthome bei einem Patienten mit familiärer endogener Hypertriglyzeridämie. **d** Tuberöseruptive Xanthome an der Streckseite des Unterarmgelenks bei einem Patienten mit familiärer Dysbetalipoproteinämie. **e** Palmarxanthome bei einem Handwerker mit familiärer Dysbetalipoproteinämie

Tabelle 9. Wann soll nach einer Fettstoffwechselstörung gesucht werden? (Nach Schlierf u. Oster [177])

1. Bei bekannten Stoffwechselstörungen in der Familie
2. Bei Herz- oder Gehirnschlag naher Verwandter unter 60 Jahren
3. Bei Einnahme von Ovulationshemmern, Kortikosteroiden, Thiaziden sowie regelmäßigem Alkoholgenuß
4. Bei Vorliegen von Risikofaktoren wie Hypertonie, Nikotinabusus, Diabetes mellitus, Adipositas und Gicht
5. Bei Zeichen einer kardialen, zerebralen oder peripheren Durchblutungsstörung
6. Bei Vorliegen von Xanthomen, Arcus lipoides corneae etc.
7. Bei chron. Leber- und Nierenerkrankungen, Pankreatitis, Dysproteinämien, Hyperurikämie, Schwangerschaft etc. (s. Tabelle 3, 5)

5.1.2 Bestimmung des Gesamtcholesterins und der Triglyzeride

Um eine Fettstoffwechselstörung zu erkennen, reicht für die Praxis die Bestimmung des Gesamtcholesterins und der Triglyzeride aus Serum oder Plasma.

5.1.2.1 Abnahmebedingungen

Da die Spiegel des Cholesterins und der Triglyzeride von vielen Faktoren abhängig sind, sollte Blut zur Bestimmung der Lipide möglichst unter konstanten Bedingungen abgenommen werden (Tabelle 10). Da Chylomikronen normalerweise über Stunden im Plasma nachweisbar sind, ist eine Nahrungskarenz von mindestens 12 h zu empfehlen. Nach diesem Zeitraum werden im wesentlichen die endogen produzierten Triglyzeride gemessen. Auch die Körperlage spielt für die Höhe des Cholesterin- und Triglyzeridspiegels eine Rolle (minus 10% im Liegen, Abb. 27) [195]. Der Patient sollte also vor der Blutabnahme 20 min sitzen oder liegen.

Dagegen hat der zur Erleichterung der Blutabnahme durchgeführte Venenstau keinen wesentlichen Effekt [195]. Da das Serumcholesterin in der lutealen Phase des Menstruationszyklus um ca. 10% abfällt (Abb. 28), wäre die Abnahme bei Frauen zum gleichen Zeitpunkt des Zyklus zu empfehlen [102]. Herz-

63

Tabelle 10. Vorbedingungen für die Messung des Serumcholesterin- und Triglyzeridspiegels

Nahrungskarenz (12 h)
Unter konstanten Bedingungen (Lage, Zyklus)
Unter gewohnter Ernährung und Medikamenteneinnahme
Keine Diät und keine lipidsenkenden Mittel (mindestens 3 Wochen)

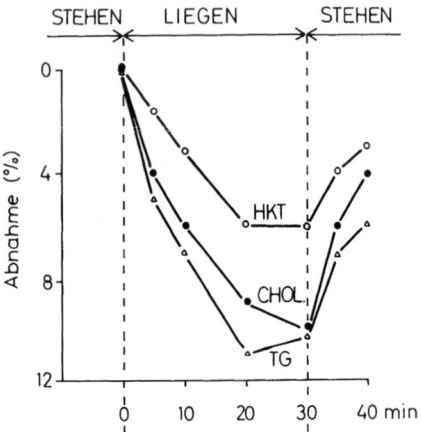

Abb. 27. Einfluß der Körperlage auf Cholesterin und Triglyzeridspiegel. (Nach Tan et al. [195])

infarkt, fieberhafte Erkrankungen, schwere Traumata und Verbrennungen führen zu einem Abfall des Cholesterinspiegels. Außerdem sollte Berücksichtigung finden, daß der Cholesterinspiegel vom Frühsommer bis zum Winter um 40 mg/dl ansteigt [177].

Aus den genannten Gründen müssen Gesamtcholesterin und Triglyzeride häufiger kontrolliert werden. Besonders wichtig ist die Beobachtung der genannten Kautelen wenn es um Grenzwerte geht, bei denen eine Differenz von 10 mg/dl ausschlaggebend für die Indikation einer Therapie sein kann. Da man die Situation des Fettstoffwechsels unter normalen Be-

64

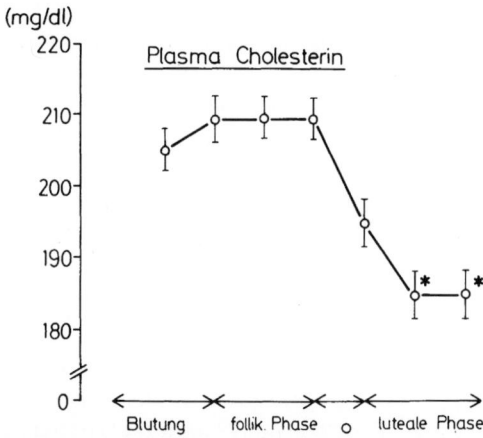

Abb. 28. Abhängigkeit des Cholesterinspiegels vom Menstruationszyklus. (Nach Kim u. Kalkhoff [102])

dingungen beurteilen möchte, sollte sich der Patient in den letzten Tagen vor der Blutabnahme in gewohnter Weise ernähren, also z. B. auch seinen sonstigen Alkoholkonsum beibehalten, keine Diät einhalten und keine lipidsenkenden Mittel einnehmen.

5.1.2.2 Klinisch-chemischer Nachweis

Mit den heutigen Testpackungen ist die Messung der Blutlipide auch in der Praxis leicht durchführbar. Sie können entweder aus Serum, Heparin oder EDTA-Plasma bestimmt werden.

Serumcholesterin[1]
Methode:
Enzymatischer Farbtest nach Röschlau, et al. [166]

---

1 Modifiziert nach der Testvorschrift von Boehringer Mannheim

Prinzip:

$$\text{Cholesterinester} + H_2O \xrightarrow{\text{Cholesterin-esterase}} \text{Cholesterin} + \text{Fettsäure}$$

$$\text{Cholesterin} + O_2 \xrightarrow{\text{Cholesterin-oxidase}} \Delta^4\text{-Cholestenon} + H_2O_2$$

$$2H_2O_2 + 4\,\text{Aminophenazon} + \text{Phenol} \xrightarrow{\text{Peroxidase}} 4\,(p\text{-}$$
Benzochinon-monoimino)-phenazon $+ 4H_2O$.

Reagenzien:

Lösung I.: Kaliumphosphat, Puffer 0,4 mol/l, pH 7,7 Phenol 20 mmol/l, Methanol 1,85 mol/l

Lösung II: (Gelbfärbung beeinflußt die Lösung nicht!): Kaliumphosphat Puffer 0,4 mol/l, pH 7,7, 4-Aminophenazon 2 mmol/l, Methanol 1,85 mol/l, Hydroxypolyäthoxydodecan 0,4%.

Lösung III: Cholesterinesterase = 40 E/ml,
Cholesterinoxidase = 12 E/ml,
Peroxidase = 8 E/ml.

Die Haltbarkeit der Lösungen wird von den Firmen angegeben.

Lösung IV: (Mischung aus Lösung I–III nach beiliegender Vorschrift).

Ansatz für ein Reaktionsgemisch:

Anzahl der Proben	Lösung I (ml)	Lösung II (ml)	Lösung III (ml)
3	5	5	0,05
8	10	10	0,10
12	15	15	0,15 etc.

In brauner Flasche aufbewahren! Haltbarkeit bei + 4°C 1 Woche, bei + 15–25°C 24 h.

Ansatz:

Messung bei Wellenlänge: Hg 546 nm (470–560 nm), Spektralphotometer: 500 nm. 1 cm Schichtdicke der Küvetten und 20–25°C oder 37°C gegen Leerwert.

66

Pipettieren:	Leerwert	Probe
Serum	–	0,02 *ml*
Lösung IV	2,00 *ml*	2,00 *ml*

Mischen mit Stäben und beide bei 20–25°C 30 min oder bei 37°C 15 min inkubieren. Bei extrem lipämischen Seren zusätzlich 15 min bei 37°C inkubieren. Innerhalb von 2 h Extinktion der Serumprobe gegen den Leerwert messen = E-Probe.

Verdünnung:
(Bei höherer Konzentration) 0,1 ml Serum mit 0,2 ml 0,9%ige NaCl-Lösung mischen. Ergebnis mal 3. Grenze 500 mg/dl bzw. 12,9 mmol/l.

Berechnung:

Meßwellenlänge	mg/dl	nmol/l
Hg 546 nm	c = 855 × ΔE	c = 22,1 × ΔE
500 nm	c = 585 × ΔE	c = 15,1 × ΔE

Triglyceride[2]
Methode:
Enzymatische Bestimmung nach enzymatischer Spaltung nach Wahlefeld [210].

Prinzip:

Triglyzeride $\xrightarrow{\text{Lipase Esterase}}$ Glycerin + Fettsäuren

Glycerin + ATP $\xrightarrow{\text{Glycerokinase}}$ Glycerin-3-phosphat + ADP

ADP + Phosphoenolpyruvat $\xrightarrow{\text{Pyruvatkinase}}$ Pyruvat + ATP

Pyruvat + NADH + H$^+$ $\xrightarrow{\text{Laktatdehydrogenase}}$ Laktat + NAD$^+$

---

2 Modifiziert nach der Testvorschrift von Boehringer Mannheim

Reagenzien:
Lösung I: Phosphatpuffer 20 mmol/l; pH 7
Magnesiumsulfat 4 mmol/l
Natriumdodecylsulfat 0,35 mmol/l.
Lösung II: NADH   10 mmol/l
ATP   22 mmol/l
Phosphoenolpyruvat 18 mmol/l
Lösung III: Laktatdehydrogenase $\geq$ 300 E/ml
Pyruvatkinase $\geq$ 50 E/ml
Lipase $\geq$ 4000 E/ml
Esterase $\geq$ 30 E/ml
Lösung IV: Glycerokinase $\geq$ 150 E/ml
Die Haltbarkeit wird von den Firmen angegeben.

Ansetzen eines Reaktionsgemischs:

Anzahl der Proben		Lösung I (ml)	Lösung II (ml)	Lösung III (ml)
Makro	Halbmikro			
3	9	10	0,2	0,2
6	14	15	0,3	0,3
10	25	25	0,5	0,5

Haltbarkeit bei + 4°C 30 h, bei 5–25°C 8 h

Ansatz:
Wellenlänge: Hg 365 nm, 340 oder Hg 334 nm
Kuvette: 1 cm Schichtdicke
Inkubationstemperatur: 20–25 C
Messung gegen Luft (Extinktionsabnahme).

In Kuvetten pipettieren	Makro	Halbmikro
Reaktionsgemisch	2,50 ml	1 000 µl
Probe	0,05 ml	20 µl

68

Mit Plastikspatel mischen und 10 min bei 20–25° C inkubieren.
Extinktion E_1 ablesen.

Lösung IV	0,01 ml	5 µl

Mischen und ca. 10 min bei 20–25° C inkubieren.
Extinktion E_2 ablesen. $E_1 - E_2 - E_{RL}$; E_{RL} = Reagenzien-
leerwert abgelesen gegen destilliertes Wasser.
Grenze bei ca. 550 mg/dl. Bei höheren Konzentrationen verdünnen. Stark lipämische Seren 1 + 4 mit Natriumchloridlösung 0,9% verdünnen. Extinktionsdifferenz (Δ E)X5.

Berechnung:

Meßwellenlänge	Hg 365 nm	340 nm	Hg 334 nm
c (mg/dl)	$1318 \times \Delta E$	$711 \times \Delta E$	$725 \times \Delta E$
c (mmol/l)	$15,1 \times \Delta E$	$8,13 \times \Delta E$	$8,28 \times \Delta E$

5.1.2.3 Normalwerte

Die großen epidemiologischen Studien zeigen, daß das Risiko
um so kleiner ist, je niedriger die Lipidspiegel sind (s. Kap. 4.1).
Als Normalwerte werden jene angenommen, die aufgrund der
genannten Studien kein größeres Risiko für die Ausbildung einer Atherosklerose versprechen. So gibt man heute den Normalbereich für das Gesamtcholesterin unter 220 mg/dl und
den für Triglyzeride unter 150 mg/dl an [5] (Tabelle 11).
Das sind Werte wie sie in einer Population im unteren bzw.
mittleren Normalbereich zu finden sind [121] (Abb. 29). Da das
Risiko bei einem Gesamtcholesterin über 260 mg/dl sowie bei
Triglyzeriden über 200 mg/dl stark zunimmt, werden höhere
Werte als behandlungsbedürftig angesehen.
Bei den hier angegebenen Werten sind auch Alter und Geschlecht zu berücksichtigen, da die Spiegel der Lipide mit dem
Alter zunehmen und bei der Frau zunächst niedriger und nach
der Menopause höher liegen [174] (Abb. 30). Natürlich wird
man mit der Verordnung einer Diät und einer gesteigerten kör-

Tabelle 11. Normal- und Grenzbereich für Serumgesamtcholesterin, Triglyzeride und LDL-Cholesterin[a]. (Nach Assmann [5])

	Kein Risiko	Verdachtsbereich (Behandlung abhängig von zusätzlichen Risiken)	Behandlungsbedürftig
Triglyzeride	< 150	150–200	> 200
Gesamtcholesterin	< 220	220–260	> 260
LDL-Cholesterin	< 150	150–190	> 190

[a] mg/dl

perlichen Aktivität bereits bei niedrigeren im Grenzbereich liegenden Lipidspiegeln beginnen, wenn zusätzlich Risiken vorhanden sind. Bei Werten im Grenzbereich ist außerdem die Bestimmung des LDL-/HDL-Verhältnisses sinnvoll (s. Abschn. 4.3 u. 5.1.3).

5.1.3 Bestimmung des HDL- und LDL-Cholesterins

Fallen die Werte für das Gesamtcholesterin und die Triglyzeride bei dreimaliger Kontrolle in den Normalbereich, dann ist keine weitere Diagnostik notwendig. Erhält man jedoch bei mehrmaligen Kontrollen Ergebnisse im Grenz- oder unteren Therapiebereich, dann sollte das HDL-Cholesterin bestimmt werden, da das Verhältnis LDL- zu HDL-Cholesterin nach den vorliegenden Erkenntnissen (s. auch Kap. 4.3) das Risiko einer Atherosklerose am genauesten zu beschreiben vermag. Die zusätzliche Bestimmung des HDL-Cholesterins ist besonders dann vorteilhaft, wenn die Entscheidung schwierig ist, ob man einem Patienten bereits die Bürde einer Diätbehandlung oder sogar schon die Risiken einer medikamentösen Therapie auflasten soll[3]. Mit Hilfe des gemessenen HDL-Werts ist es dann nicht schwierig, das LDL-Cholesterin zu bestimmen. Man benützt die sog. Friedewald-Formel, die unter der Bedingung gilt, daß keine Chylomikronen vorhanden sind, die Tri-

---

3 Dies ist besonders bei Serumgesamtcholesterinwerten ab 250 mg/dl bzw. 275 mg/dl der Fall

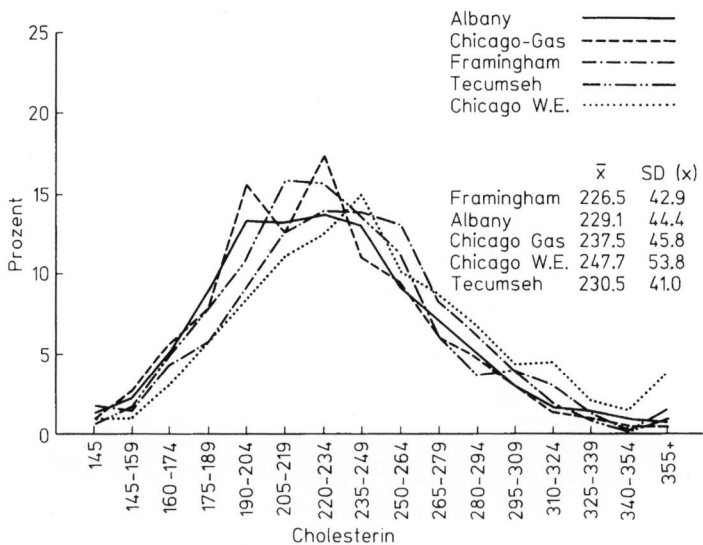

Abb. 29. Normalbereich des Serumcholesterins in verschiedenen Populationen. (Nach McGee u. Gordon [121])

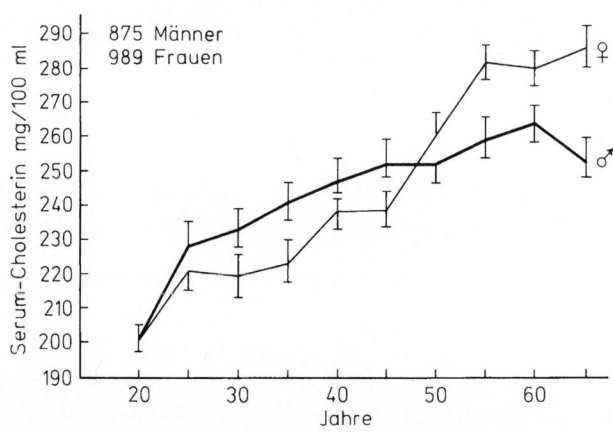

Abb. 30. Mittelwerte von Gesamtcholesterin in verschiedenen Altersgruppen von 875 Männern und 989 Frauen. (Nach Schilling et al. [174])

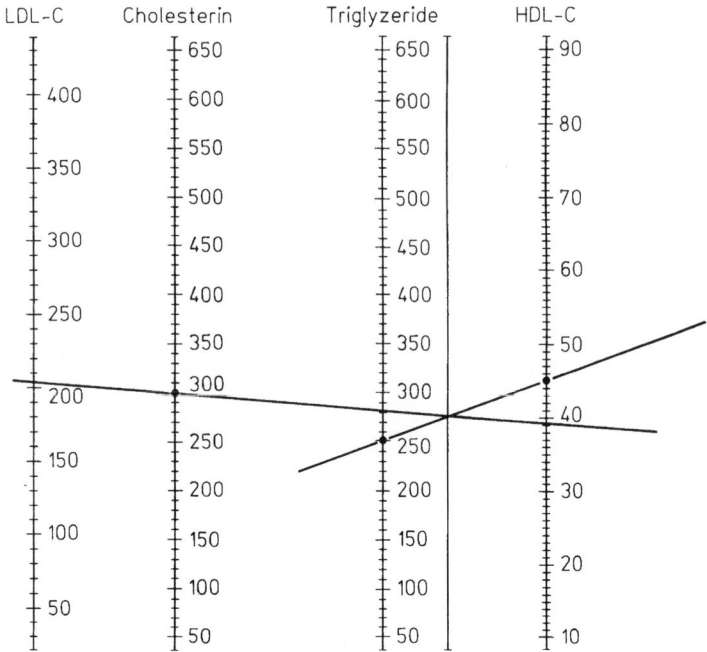

Abb. 31. Nomogramm zur Ermittlung des LDL-Cholesterins

glyzeride nicht über 400 mg/dl und das IDL-Cholesterin nicht über die Norm erhöht sind.

$$\text{LDL-Cholesterin} = [\text{Gesamtcholesterin} - \frac{TG}{5}] - HDL$$

Man kann auch ein auf der Formel basierendes Nomogramm zur Ermittlung des LDL-Cholesterins benützen (Abb. 31). Liegt der LDL-Spiegel über 190 mg/dl ist die Verordnung einer Therapie indiziert. Bei Gesamtcholesterinwerten, die deutlich im Therapiebereich liegen (> 300 mg/dl), erübrigt sich die Messung des HDL-Cholesterins, da dann in jedem Fall eine LDL-Erhöhung anzutreffen ist.

Bei der Messung des HDL-Spiegels ist zu berücksichtigen, daß er mehreren negativen und positiven Einflüssen unterliegt [9] (Tabelle 12).

Tabelle 12. Änderungen des HDL-Cholesterins im Serum in Abhängigkeit von Krankheiten, Ernährung, Arzneimitteln, Hormonen u. a. (Nach Berchtold u. Berger [9])

HDL-Cholesterin im Serum erniedrigt
– Männer verglichen mit Frauen
– Hyperlipoproteinämie Typ II, IV, V
– koronare Herzkrankheit
– symptomfreie Verwandte von Patienten mit Myokardinfarkt
– zerebrovaskulärer Insult
– periphere Durchblutungsstörung
– Urämie mit chronischer Hämodialyse
– Nierentransplantation
– Raucher
– Ovulationshemmer, progestative Komponente
– Diabetes mellitus mit Makroangiopathie – angeblich keine Beziehung zur Mikroangiopathie, in Abhängigkeit von der Stoffwechselkontrolle
– Adipositas
– Tangier-Krankheit
HDL-Cholesterin im Serum erhöht
– postpubertäre Frauen verglichen mit Männern
– Frauen in der lutealen Phase des Zyklus
– Östrogentherapie
– Athleten, körperliches Training
– Alkoholkonsum
– familiäre Hyper-α-Lipoproteinämie
– bestimmte ethnische Gruppen
– Hydantoin
– Männer mit hohen Vitamin-C-Spiegeln
– Einwirkung bestimmter Pestizide

5.1.3.1 Klinisch-chemischer Nachweis[4]

Das Serum soll möglichst rasch vom Blutkuchen getrennt werden. HDL-Cholesterin ist im Serum bei + 2 bis 8° C 24 h stabil.

Methode: nach Burstein et al. [29]; nach Lopes-Virella et al. [114]

Prinzip: Durch Zugabe von Phosphorwolframsäure und Magnesiumionen zur Probe werden die Chylomikronen, VLDL und LDL präzipitiert. Nach Zentri-

---

4 Modifiziert nach Testvorschrift von Boehringer Mannheim

73

fugation verbleiben im Überstand HDL, deren Cholesterinkonzentration enzymatisch bestimmt wird.

Lösung I: Phosphorwolframsäure 4,8 g/dl
Lösung II: Magnesiumchlorid   3,0 mol/l
Lösung III: (Mischung aus I + II nach beiliegender Vor-
             schrift z. B. 5 Teile Lösung I + 1 Teil Lösung II).
Haltbarkeit wird von den Firmen angegeben.

Ansatz:
a) Präzipation

In Zentrifugengläser pipettieren	
Probe	1 000 µl
Lösung III	100 µl

Mischen, 10 min bei Raumtemperatur stehen lassen und 30 min bei mindestens 4000 U/min oder 2 min bei 12000 U/min zentrifugieren.
Nach Zentrifugation wird der klare Überstand innerhalb 1 h vom Rückstand abgetrennt und für die Cholesterinbestimmung eingesetzt.
Haltbarkeit: bei +2 bis 8°C 2 Tage.

b) Cholesterinbestimmung (s. vorher!)
Berechnung des HDL-Cholesterins

Meßwellenlänge	mg/dl	mmol/l
Hg 546 nm	328 × E-Probe	9,87 × E-Probe
500 nm	261 × E-Probe	6,75 × E-Probe

Hinweise: Bei Proben mit hohem Triglyzeridgehalt kann die Fällung der Lipoproteine unvollständig sein (trüber Überstand) oder ein Teil der präzipitierten Lipoproteine an die Oberfläche flottieren. In diesen Fällen sollte nach Vorverdünnung der Probe mit Natriumchloridlösung 0,9% im Verhältnis

74

1:1 die Fällung wiederholt werden. Das Ergebnis der Cholesterinbestimmung ist dann mit 2 zu multiplizieren. Hohe Konzentrationen an Ascorbinsäure (> 2,5 mg/dl) führen zu einer
erniedrigten Wiederfindung. Hämoglobin (ab etwa 100 mg/
dl) und Bilirubin (ab etwa 10 mg/dl) stören.

5.1.3.2 Normalwerte

Da das Risiko einer Atherosklerose um so kleiner ist je höher
die HDL-Werte gefunden werden (s. Kap. 4.3), liegt der Ideal-
bereich über dem höchsten Wert, der pathologische Bereich im
untersten Teil der Normalverteilung einer Population [5] (Tabelle 13). Im Gegensatz zum Gesamtcholesterin ist keine deutliche Altersabhängigkeit festzustellen [52] (Abb. 32). Jedoch
zeigt das weibliche Geschlecht wieder günstigere Werte, die ab
der Pubertät etwa 10–15 mg/dl höher liegen. Dementspre-
chend fallen die Richtwerte für das HDL-Cholesterin für beide Geschlechter unterschiedlich aus (Tab. 13). Die Schwankungen von Woche zu Woche sind sehr stark (Abb. 33), so daß
sich auch hier eine dreimalige Kontrolle empfiehlt [201]. Wird
nach der Friedewald-Formel das LDL-Cholesterin kalkuliert

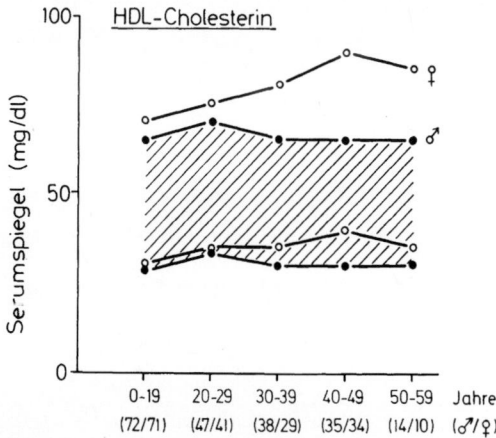

Abb. 32. Normalbereich der HDL-Konzentrationen in Abhängigkeit vom Alter. (Nach Fredrickson et al. [52])

(s. Kap. 5.1.2.3), so zeigt sich wieder die bekannte Alters- und Geschlechtsabhängigkeit. Wie beim Gesamtcholesterin wird der mittlere Bereich der Normalverteilung einer Population als risikolos betrachtet [5] (Tabelle 11). Der Grenzbereich liegt zwischen 150–190 mg/dl, darüber besteht Behandlungsbedürftigkeit.

5.1.4 Weiteres diagnostisches Vorgehen bei erhöhten Werten

5.1.4.1 Welcher Typ der Fettstoffwechselstörung liegt vor?

Dazu kann heute gesagt werden, daß eine Typisierung mit Hilfe der Lipidelektrophorese und der Polyanionenpräzipitation für die Praxis nicht notwendig ist. Es ergeben sich daraus keinerlei therapeutische Konsequenzen: Unabhängig davon

Tabelle 13. Richtwerte für Serum-HDL-Cholesterin. (Nach Assmann [5])

	Ungünstig	Normalbereich	Günstig
Männer	< 35	35–55	> 55
Frauen	< 45	45–65	> 65

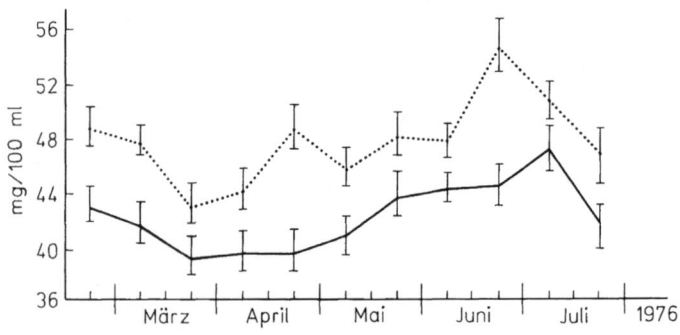

Leiden-Studie 1976*

Abb. 33. Schwankungen der HDL-Cholesterinwerte von 1 000 vierzigjährigen Einwohnern während 5 Monaten. (Nach van Gent et al. [201])

76

ob Triglyzeride oder Cholesterin oder beide erhöht sind, kommt zunächst nur eine diätetische Behandlung in Frage (s. Abschn. 5.2). Bleibt eine Störung bestehen, kann man anhand der Konstellation von Cholesterin und Triglyzeriden die weiteren therapeutischen Schritte planen und verfolgen. Darüber hinaus weiß man heute, daß die Typisierung keine eindeutige prognostische Wertigkeit besitzt. So wurde der Typ IV bisher mit einem geringeren Risiko sowie einer besseren Prognose verbunden. Inzwischen ist jedoch bekannt, daß die genetisch determinierte familiäre Hyperlipidämie vom multiplen Typ die Phänotypen IIa, IIb, IV und V einschließt, die alle das gleich hohe Atheroskleroserisiko haben [62, 138, 167]. Schließlich ist die diagnostische Wertigkeit einer Typisierung nicht eindeutig, da die einzelnen Phänotypen während Diät und medikamentöser Therapie ineinander übergehen können. In entsprechenden Stoffwechselzentren wird die Typisierung aus wissenschaftlichen Gründen vorgenommen. Dabei kann der Arzt nach dem angegebenen Schema vorgehen

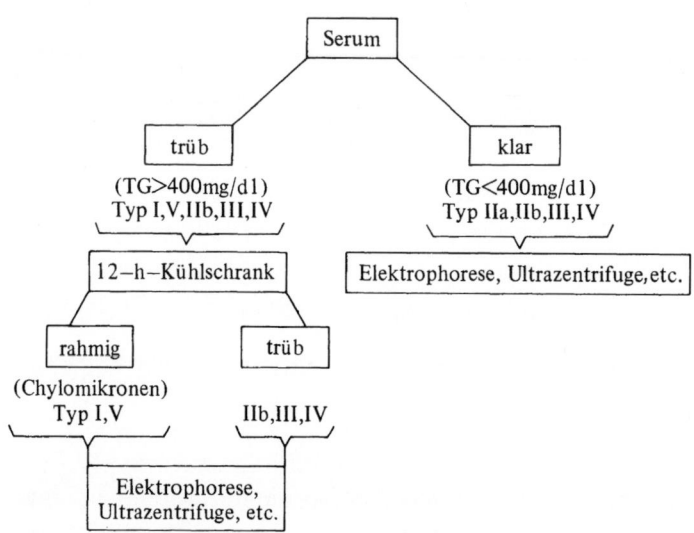

Abb. 34. Vorgehen zur Feststellung des Typs einer Fettstoffwechselstörung

Tabelle 14. Laboruntersuchungen zum Ausschluß sekundärer Hyperlipidämien

Störungen	Laboranalysen
Hepatitis, Cholostase, Alkoholismus	GOT, GPT, γ-GT, Bilirubin, alkalische Phosphatase
Urämie, Nephrotisches Syndrom	Kreatinin, Gesamteiweiß, Harnstatus
Hypothyreose	T_3, T_4
Dysproteinämie	BKS, Elektrophorese
Diabetes mellitus	Urin-, Blutglucose, Glucosetoleranztest
Schwangerschaft	Pregnosticontest

(Abb. 34). Aber auch in der Praxis läßt sich durch Inspektion des *trüben* Serums nach 12stündiger Aufbewahrung im Kühlschrank bereits ein Hinweis auf den Typ der Hyperlipoproteinämie gewinnen. Setzt sich nämlich eine rahmige Schicht an der Oberfläche ab, so spricht dies für das Vorliegen von Chylomikronen, die nach 15stündiger Nüchternheit nur bei wenigen Erkrankungen auftreten (s. Tabelle 3).

5.1.4.2 Ausschluß einer sekundären Hyperlipoproteinämie

Viel wichtiger für die Praxis ist der Ausschluß einer sekundären Hyperlipidämie (s. Tabelle 3,5). Dazu können eine gezielte Anamnese und ein entsprechender Untersuchungsbefund sowie eine Reihe von Labortests weiterhelfen, die bis auf wenige auch in der Praxis durchgeführt werden können (Tabelle 14).

5.1.4.3 Familienuntersuchung

Über die Familienanamnese hinaus sollten bei pathologischen Werten die Angehörigen 1. Grads zur Untersuchung bestellt werden. Sie ist aus prognostischen und prophylaktischen Gründen notwendig. Mit Hilfe der Registrierung von Alter, der Position im Stammbaum, der dazugehörigen Lipidwerte (Tabelle 15, Abb. 35) sowie der Manifestationen von Hyperlipidämien wie Xanthomen und Symptomen einer ver-

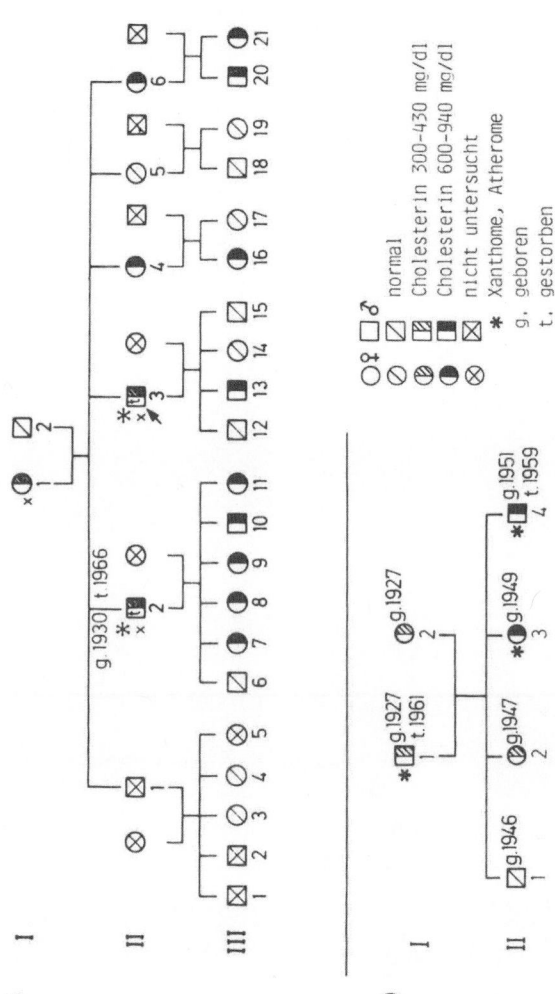

Abb. 35a. Stammbaum einer Familie mit Hypercholesterinämie (Typ IIa). Zugehöriges Alter und Serumcholesterin sind in Tabelle 15 aufgeführt. Alle Erkrankten heterozygot. (Nach Sanbar [171]). **b** Stammbaum einer Familie mit Hypercholesterinämie (Typ IIa). Beide Elternteile erkrankt (heterozygot). Ein Kind normal, ein weiteres heterozygot, zwei homozygot

79

Tabelle 15. Alter und Gesamtcholesterin einer Familie mit Hypercholesterinämie (Typ II a). (Nach Sanbar [171], s. auch Abb. 35 a, b)

Position im Stammbaum	Alter	Ges. Chol. (mg/100 ml)	Position im Stammbaum	Alter	Ges. Chol. (mg/100 ml)	Position im Stammbaum	Alter	Ges. Chol. (mg/100 ml)
I-1	61	400	II-1	40	–	III-1	19	–
I-2	64	230				III-2	16	–
						III-3	13	187
						III-4	10	193
						III-5	1	–
			II-2	tot mit 36	430	III-6	16	–
						III-7	14	268
						III-8	9	304
						III-9	7	334
						III-10	6	304
						III-11	4	397
			II-3	37	436	III-12	8	165
						III-13	5	364
						III-14	2	142
						III-15	½	114
			II-4	35	418	III-16	6	282
						III-17	3	187
			II-5	25	138	III-18	5	136
						III-19	3	170
			II-6	24	340	III-20	5	393
						III-21	3	320

schließenden Gefäßerkrankung läßt sich der Vererbungsmodus feststellen [171].

Wie oben schon angedeutet, ist selbst bei einem Phänotyp IV nach neuen Erkenntnissen mit der prognostisch ungünstigen „Familiären Hyperlipidämie vom multiplen Typ" zu rechnen, die dann nur mit Hilfe der Familienuntersuchung entdeckt werden kann.

5.1.4.4 Genauer Gefäßstatus

Zusätzlich zu der genauen körperlichen Untersuchung zum Ausschluß einer Atherosklerose, die bei jedem Patienten durchgeführt werden sollte (s. Tabelle 8), ist bei pathologisch erhöhten Werten ein genauer Status der Gefäße mit Hilfe der in Tabelle 16 angegebenen Hilfsmethoden notwendig. Diese Untersuchungen sind für den Patienten nicht aufwendig und garantieren eine relativ hohe Treffsicherheit. Es ist heute be-

Tabelle 16. Nichtinvasive technische Hilfsmittel zum Ausschluß einer Atherosklerose

Ausschluß	Untersuchung
einer Koronarstenose	EKG, Ultraschallkardiogramm, Ergometrie, Koronarszintigraphie
einer peripheren Gefäßstenose	Oszillogramm, Doppler-Sonogramm

kannt, daß ein hoher Prozentsatz hämodynamisch wirksamer Gefäßstenosen bei alleiniger Palpation und Auskultation der Gefäße übersehen wird [16].

5.1.5 Welche Laborwerte werden bei Hyperlipidämien beeinflußt?

Bei trübem Serum, also bei Triglyzeridwerten über 400 mg/dl, werden alle photometrischen Methoden, vor allem im kurzwelligen Bereich, also besonders Enzymteste, gestört. Das ist besonders nachteilig bei der Messung von CPK, GOT, GPT und Amylase etc. (Lipase ungestört) [78]. Dies erschwert besonders bei Herzinfarkt, Hepatitis und Pankreatitis die Diagnostik.

Dasselbe gilt auch für die Bestimmung des Antistreptolysintiters, der falsch-positiv ausfallen kann. Die Störung beruht auf der Hemmung der Streptolysilwirkung. Will man beurteilbare Werte erhalten, dann müssen die Lipoproteine zunächst gefällt werden: z.B. 10 Vol% eines Gemischs aus Heparin (500 IE/ml; 2,5%) und $MgCl_2$ (1 mol/l = 95 g/l) zum Serum zugeben, 5 min stehen lassen und dann 10 min bei 3000 U/min zentrifugieren und filtrieren [177].

Darüber hinaus kann die BKS meist im Mittel auf 20–40 mm in der ersten Stunde beschleunigt sein und bei massiver Hyperlipidämie eine Pseudohyponatriämie vorliegen. Eine Beeinflussung der Gerinnungsfaktoren und Plättchen wurde ebenfalls beschrieben, so daß auch hier die Beurteilung der Tests eingeschränkt ist. Da Hormontests ebenfalls gestört werden, muß der Endokrinologe auf das Vorliegen einer Hyperlipidämie achten.

5.2 Therapie

Aufgrund der unter Epidemiologie (s. Kap. 4) aufgeführten Erkenntnisse über die Entwicklung einer Atherosklerose zielen die therapeutischen Maßnahmen auf die Senkung der Plasmakonzentrationen von Cholesterin und Triglyzeriden und die gleichzeitige Anhebung der Spiegel der „protektiven" HDL-Lipoproteine. Bisher ist kein zwingender Beweis vorgelegt worden, daß die Folgen der Atherosklerose verhindert werden könnten, sowohl nicht nach Auftreten von Durchblutungsstörungen (sekundäre Vorbeugung) als auch nicht vorher (primäre Vorbeugung) [89]. Einige, aber nicht alle Studien stellten fest, daß die Senkung der Plasmalipide durch Diät und Medikamente eine Reduzierung der Erkrankungsrate an koronarer Herzerkrankung bewirken [85]. Daß die Hyperlipidämien zu den wichtigsten Risikofaktoren gehören, die für die hohe Prävalenz der atherosklerotischen Erkrankungen in vielen Teilen der Erde verantwortlich sind, dürfte als gesichert gelten (s. Kap. 4). Daß die HDL-Lipoproteine dabei eine protektive Rolle spielen, ist ebenfalls sehr wahrscheinlich. Ausgehend von diesen epidemiologischen Studien, die zeigen, daß das Risiko an Koronarsklerose zu erkranken mit zunehmenden Plasmacholesterinspiegeln korreliert [97], muß man auch bedenken, daß bisher keine Studie eine genügend starke Senkung des Cholesterinspiegels hervorgerufen hat, um eine sichere Beurteilung der Bedeutung der Lipidsenkung zuzulassen. Die Studien wurden nämlich im wesentlichen an über 50jährigen durchgeführt, bei denen die Möglichkeit schon stark eingeschränkt ist, durch Lipidsenkung die Erkrankungsrate noch herabzusetzen [209]. Man muß also sagen, daß mit unseren heutigen Mitteln die Entwicklung der Atherosklerose wohl nicht verhindert, aber sehr wahrscheinlich aufgehalten werden kann [28, 38, 44, 72, 105, 215]. Das bedeutet für jedes Alter, besonders aber für den jüngeren Patienten mit einer Hyperlipidämie, daß es sich lohnt, Prävention zu betreiben. Bei der Entscheidung, wann und womit behandelt werden muß, sollten der mögliche Nutzen der Therapie, die Konstellation der Risikofaktoren des Individuums sowie die möglichen Risiken der Therapie Berücksichtigung finden.

Bei der Anwendung „natürlicher" Maßnahmen, ist diese Entscheidung viel leichter zu treffen als bei der nicht nebenwirkungsfreien medikamentösen Therapie. *Man ist sich heute einig, daß eine diätetische Therapie einsetzen sollte, wenn nach Ausschluß einer sekundären Hyperlipidämie durch Behandlung der Grundkrankheit und nach mehrmaligen Kontrollen die Serumtriglyzeridwerte über 200 mg/dl und das Serumcholesterin über 260 mg/dl gemessen werden* [51]. Diese Maßnahmen sind um so dringlicher, wenn das kalkulierte LDL-Cholesterin über 190 mg/dl liegt und wenn weitere Risiken für eine Atherosklerose vorliegen. Dies gilt auch für eine sekundäre Form

Tabelle 17. Therapeutisches Ziel „natürlicher" Maßnahmen

---

1. Senkung der VLDL-Synthese
  a) durch Verminderung des exogenen TG-Angebots (Zufuhr von Kalorien u. Fett↓[84, 110, 144])
  b) durch eine Reduktion der endogenen TG-Synthese
     über eine Verminderung des Angebots gesättigter Fettsäuren (Zufuhr von Kalorien und Fett↓[84, 110], Koffein- u. Nikotinabusus ↓[100, 113])
     über eine Verminderung des Angebots energiereicher Substrate (Zufuhr von Glukose und Alkohol↓)
     über eine Verminderung der Insulinresistenz (Gewicht↓) [84, 110]
     über eine Erhöhung des Angebots an ungesättigten Fettsäuren (P/S↑) [133]
2. Steigerung des VLDL-Katabolismus
  a) durch Steigerung des Verbrauchs im Skelettmuskelgewebe (körperliche Aktivität↑) [87]
  b) durch Verminderung der Insulinresistenz (Gewicht↓) [84, 110]
3. Senkung der LDL-Bereitstellung
  a) durch Senkung der Cholesterinzufuhr (Nahrungscholesterin↓) [40, 120]
  b) durch Reduktion der endogenen VLDL-Synthese, die Apoprotein B liefert [213] (s.o.)
  c) durch Verminderung des „Remnant"-Angebots an die Leber
     über eine Erhöhung des HDL-Spiegels (körperliche Aktivität↑) [212]
4. Steigerung des LDL-Katabolismus
  a) durch Steigerung der Cholesterinausscheidung über die Galle (P/S↑) [76, 134]
  b) durch Steigerung des Abtransports aus den Geweben
     über eine Erhöhung des HDL-Spiegels (körperliche Aktivität↑) [212]

---

der Hyperlipidämie, wenn die Grundkrankheiten, z.B. wie beim nephrotischen Syndrom oder bei einer schweren Lebererkrankung nicht beseitigt werden kann.

5.2.1 „Natürliche" Maßnahmen

Basis der Behandlung ist der Einsatz „natürlicher" Maßnahmen, da sie im gewissen Sinn kausal wirken, von Nebenwirkungen frei sind und Arzneimittel sparen helfen. Sie sind darauf ausgerichtet, mit Hilfe einer Diät [84, 110, 144], gesteigerter körperlicher Aktivität [87] und Beschränkung des Nikotin- [100] und Koffeinabusus [113] eine Senkung der VLDL- und LDL-Synthese und eine Steigerung der VLDL- und LDL-Katabolie hervorzurufen (Tabelle 17, s. auch Kap. 2.5).

5.2.1.1 Reduktionsdiät

Aus dem Ernährungsbericht 1976 [39] geht klar hervor, daß die Hyperlipidämien, als Folge der Fehlernährung unserer Bevölkerung zustande kommen. Der angeborene Stoffwechseldefekt einer primären Hyperlipidämie manifestiert sich durch diese Fehlernährung. Damit wird die Bedeutung der Ernährungstherapie bei Hyperlipidämien unterstrichen. Da wie beim Diabetes mellitus 80% der Patienten überernährt sind und der Großteil übergewichtig ist, bietet sich eine Reduktionsdiät bei den meisten Patienten als erste therapeutische Maßnahme an. Ausgehend von der Körpergröße wird das anzustrebende Gewicht ermittelt. Bei der Ausrichtung einer Therapie von Stoffwechselerkrankungen ist das sog. Idealgewicht ausschlaggebend. Hierfür kann man z.B. eine der Tabellen der großen Statistiken der Life Insurance Company zu Rate ziehen [190], die die Möglichkeit einer Differenzierung zwischen leichtem, mittlerem und schwerem Körperbau geben (Tabelle 18). Da zur Beurteilung der Form des Körperbaus (leicht – mittel – schwer) die objektiven Kriterien fehlen, hält man sich am besten an den Bereich, der für einen mittleren Körperbau angegeben ist. Am einfachsten und si-

Tabelle 18. Gewichtsbereiche für verschiedene Körpergrößen und für leichten, mittleren und schweren Körperbau bei Männern und Frauen über 25 Jahren. (Nach Metrop. Life Insurance Company, 1959)

Größe[a] (mit Schuhen)		Gewicht[b] (in Hauskleidung) Körperbau		
		leicht	mittel	schwer
Männer	157	50,5–54,2	53,3–58,2	56,9–63,7
	160	52,2–55,8	54,9–60,3	58,5–65,3
	163	53,8–57,4	56,5–61,9	60,1–67,5
	166	55,4–59,2	58,1–63,7	61,7–69,6
	169	57,2–61,3	59,9–65,8	63,6–72,0
	172	59,4–63,4	62,1–68,3	66,0–74,7
	175	61,5–65,6	64,2–70,6	68,3–76,9
	178	63,6–68,2	66,4–72,8	70,4–79,1
	181	65,8–70,3	68,5–75,4	72,7–81,8
	184	67,9–72,5	70,7–78,1	75,2–84,5
Frauen	151	43,0–46,4	45,1–50,5	48,7–55,9
	154	44,4–48,0	46,7–52,1	50,3–57,6
	157	46,0–49,6	48,2–53,7	51,9–59,1
	160	47,6–51,2	49,9–55,3	53,5–60,8
	163	49,2–52,9	51,5–57,5	55,2–62,9
	166	50,8–54,6	53,3–59,8	57,3–65,1
	169	52,7–56,8	55,4–62,2	59,5–67,2
	172	54,8–58,9	57,5–64,3	61,6–69,3
	175	57,0–61,0	59,7–66,5	63,8–71,5
	178	59,1–63,6	61,8–68,6	65,9–74,1

[a] in cm, [b] in kg

chersten ist es, das Idealgewicht über das Broca-Gewicht: Größe minus 100, abzüglich 10% bei Männern bzw. 15% bei Frauen zu kalkulieren.

Wird eine leichte Arbeit, z. B. bei sitzender Tätigkeit als Lehrer, Beamter, Buchhalter, Uhrmacher etc. oder als Sekretärin, Dolmetscherin, Näherin etc. ausgeübt, liegt der tägliche Kalorienverbrauch zwischen 2000–2500 kcal [189] (Tabelle 19). Allerdings sollte der Verbrauch erst nach genauer Anamnese festgelegt werden. Da 1 kg Fett ca. 6000 kcal enthält, kann man sich je nach der verwendeten Diät genau ausrechnen, wie schnell der Patient abnehmen kann. Führt der Patient 1000 kcal weniger zu, kann er innerhalb von 6 Tagen ca. 1 kg

Tabelle 19. Täglicher Kalorienverbrauch bei verschiedenen Berufen. (Nach Standl et al. [189])

Tätigkeit	Körpergröße (cm)	Männer		Frauen	
		Gewicht (kg)	Kalorienbedarf (kcal/Tag)	Gewicht (kg)	Kalorienbedarf (kcal/Tag)
Leichte Arbeit **Körperlich nicht Arbeitende**	155	50	2100	47	2000
	160	54	2200	51	2100
z.B. Lehrer – Beamter – Buchhalter Uhrmacher	165	59	2300	55	2100
	170	63	2400	60	2200
z.B. Lehrerin – Näherin – Sekretärin Rentnerin – Dolmetscherin Straßenbahnschaffnerin	175	68	2400	64	2200
	180	72	2500	68	2300
	185	77	2600	72	2300
	190	81	2700	–	–

Mittelschwere Arbeit

z. B.
Schreiner – Schlosser
Mechaniker – Weber
Arzt – Vertreter

z. B.
Hausfrau – Putzfrau – Fabrik-
arbeiterin – Verkäuferin
Kellnerin – Krankenschwester
Stewardess

155	50	2700	47	2500
160	54	2800	51	2600
165	59	2900	55	2600
170	63	3000	60	2700
175	68	3000	64	2700
180	72	3100	68	2800
185	77	3200	72	2800
190	81	3300	–	–

Schwere Arbeit

z. B.
Metzger – Maurer – Bauzimmerer
Holzfäller – Bergarbeiter

z. B.
Waschfrau (Handarbeit)
Bäuerin – Packerin in einer Fabrik

155	50	3300	47	3000
160	54	3400	51	3100
165	59	3500	55	3100
170	63	3600	60	3200
175	68	3600	64	3200
180	72	3700	68	3300
185	77	3800	72	3300
190	81	3900	–	–

87

Fett verlieren. Da die Reduktionskost mit einem Flüssigkeits-verlust einhergeht, wird die Gewichtsreduktion anfangs grö-ßer sein. Bei jeder Reduktionsdiät mit Gewichtsabnahme, ist auf die Harnsäurespiegel zu achten und bei jeder Diät um 1 000 kcal und darunter auf die Substitution mit Kalium und Vitaminen. Übersteigt der Harnsäurespiegel Werte von 8,5 mg/dl, sollte ein Harnsäuresyntheseblocker verabreicht werden.

Die Nahrung kann zunächst bei der Reduktionskost nach all-gemeinen diätetischen Richtlinien z. B. wie beim Diabetes mellitus zusammengesetzt sein, also z. B. 45% Kohlenhydrate, 30% Fett und 25% Eiweiß enthalten [123]. Sowohl für das Hungergefühl, für die Adaptation des Gastrointestinaltrakts an die Reduktionskost sowie für den lipidspiegelsenkenden Effekt ist die Verteilung der Mahlzeiten über den Tag auf mindestens 6 Mahlzeiten vorteilhaft [115].

5.2.1.2 Steigerung der körperlichen Aktivität

Zusätzlich zur Reduktionsdiät sollte der Kalorienumsatz durch dosierte körperliche Aktivität gesteigert werden [210] (Tabelle 20).
Es gibt heute eine Reihe von Arbeiten, die beweisen, daß re-gelmäßige körperliche Aktivität die Spiegel der VLDL und LDL reduziert und die Spiegel der HDL-Lipoproteine stei-gert [87, 212]. Zunächst muß unter ärztlicher Aufsicht die Be-lastbarkeit mit Hilfe der Ergometrie ausgetestet werden. Dann wird langsam bis auf 4mal pro Woche eine halbe Stun-de sportliche Tätigkeit gesteigert (z. B. Schwimmen), die zu ei-ner Pulsfrequenz von 180 Schlägen pro Minute minus das Al-ter führen sollte [41]. Sie ist nicht nur als eine therapeutische Maßnahme bei Hyperlipidämien zu betrachten, sondern auch als Kreislauftraining zu verstehen. Wenn man jedoch berücksichtigt, wie wenig Kalorien durch körperliche Aktivi-tät verbraucht werden [210] (Tabelle 20), muß man die we-sentliche Rolle für den Erfolg einer Gewichtsabnahme der Reduktion der Kalorienzufuhr zusprechen.

Tabelle 20. Kalorienverbrauch bei verschiedenen körperlichen Tätigkeiten bei 70 kg Körpergewicht in 1 h. (Nach Wöllzenmüller u. Grünewald [210])

Tätigkeit	kcal/h
Schlaf	65
Grundumsatz (liegend, nüchtern)	70
Grundumsatz plus Verdauung	77
Sitzen (Grundumsatz und Sitzaufwand)	73
Stehen (straff)	96
Theoretischer Unterricht	105
Gehen 4,5 km/h	196
Morgengymnastik (leicht)	210
Gehen 6 km/h	259
Reiten (Trab)	294
Schwimmen (Brust) 1,2 km/h	308
Tischtennis	315
Eislaufen 12 km/h	351
Tanzen (Walzer)	357
Reiten (Galopp)	469
Kanufahren	490
Rudern, Rollsitz 6 km/h	516
Paddeln 7,5 km/h	567
Radfahren 21 km/h	610
Skilauf 9 km/h	630
Rudern (fester Sitz) 6 km/h	651
Laufen 9 km/h	665
Eislaufen 21 km/h	694
Laufen 12 km/h	705
Radfahren 30 km/h	840
Laufen 15 km/h	847

Einschränkung des Nahrungsangebots und Gewichtsabnahme sowie Steigerung des Umsatzes durch körperliche Belastung werden in einem hohen Prozentsatz nicht nur zur Beseitigung eines Diabetes mellitus, einer Hyperurikämie sowie einer meist begleitenden Hypertonie, sondern auch zur Besserung besonders der Fettstoffwechselstörungen vom Typ IIb, III, IV und V führen (Abb. 36, 37). Ist trotz Erreichen des Idealgewichts keine Normalisierung der Lipidwerte eingetreten, dann kann man, wenn nicht schon bei der Reduktionskost geschehen, noch durch qualitative Umstellung der Nah-

Tabelle 21. Spezifische diätetische Maßnahmen bei den verschiedenen Hyperlipoproteinämien. [Nach Fredrickson et al. [53]]

Typ	Tägliche Empfehlungen						
	Kalorien Gesamt	KH (%)	Proteine (%)	Fett (%)	Cholesterin (mg)	P/S-Quotient[a]	Alkohol
I	n.l.[b]	n.l.	n.l.	−30 g; Koch- u. Streichfett: MKT[c]	n.l.	−	nicht empfohlen
IIa	limitiert	n.l.	n.l.	−10% der Kalorien gesättigte Fette	300	>2	wenig
IIb	limitiert	limitiert	n.l.	35–40% S↓↓, P↑	200	>1	limitiert
III	limitiert	limitiert	n.l.	35–40% (S↓, P↑)	300	>1	limitiert
IV	limitiert	limitiert	n.l.	n.l. (S↓, P↑)	300–600	>1	limitiert
V	limitiert	limitiert	n.l.	bis 30%	300–600	>1	limitiert

a Verhältnis der ungesättigten zu gesättigten Fetten; b nicht limitiert; c mittelkettige Fettsäuren; S = gesättigte Fette, P = ungesättigte Fette

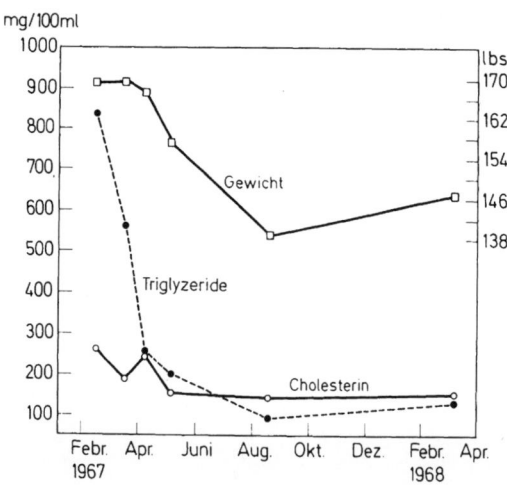

Abb. 36. Einfluß der Diät auf Gewichtsabnahme und Reduktion der Cholesterin- und Triglyzeridwerte bei familiärer endogener Hypertriglyzeridämie (Typ IV). (Nach Sanbar et al. [171])

rung versuchen, die Fettstoffwechselstörung zu beeinflussen [53] (Tabelle 21).

5.2.1.3 Spezifische diätetische Maßnahmen zur Senkung des Triglyzeridspiegels

Zu diesen gehören Einschränkung der Kohlenhydrat- und Alkoholzufuhr (s. auch Kap. 3.2.1). Ist die Reduktionskost eine Diabetesdiät gewesen, so sind diese Prinzipien bereits erfüllt. Bei einer massiven Hypertriglyzeridämie mit Hyperchylomikronämie und Koliken wie sie z. B. beim Typ V auftreten, kann es vorübergehend notwendig werden, auf eine Nulldiät oder eine fettfreie Formuladiät umzustellen, z. B. 600 kcal bis zur Senkung der Triglyzeridspiegel (Abb. 37). Hier ist auch die Dauerbehandlung einer Hyperchylomikronämie (Typ I) einzuordnen, bei der am besten das Nahrungsfett unter 30 g pro Tag reduziert wird und bei der nur mittelkettige Fettsäu-

91

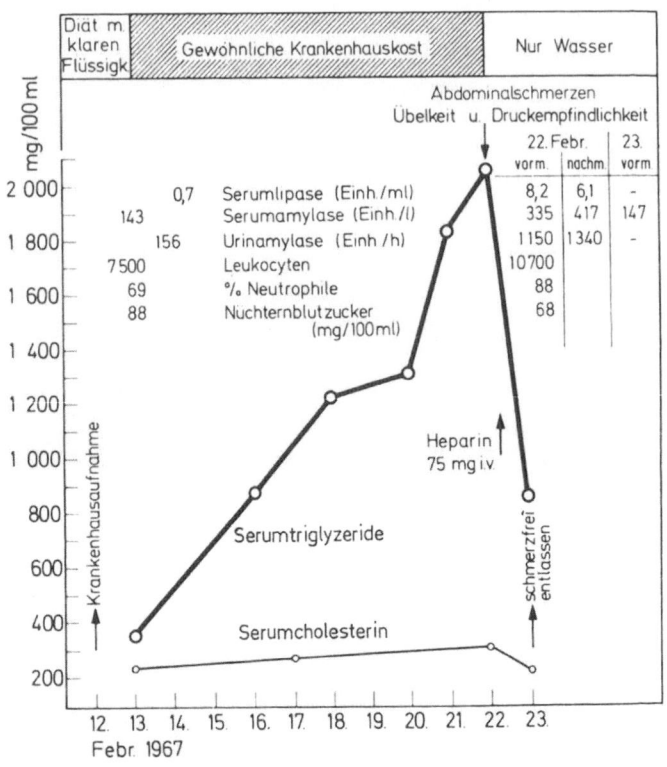

Abb. 37. Effekt einer Vollkost auf Serumtriglyzeride, -cholesterin, -lipase und -amylase bei einem Patienten mit endogener Hypertriglyzeridämie (Typ V). (Nach Sanbar et al. [171])

ren als Koch- und Streichfett Verwendung finden. Auf diese Weise lassen sich Anfälle mit Abdominalkoliken vermeiden.

5.2.1.4 Spezifische diätetische Maßnahmen zur Senkung des Cholesterinspiegels

a) Hierzu gehören weitgehende Reduktion (unter 10% der Kalorien) von gesättigten Nahrungsfetten (tierisches Streich- und Kochfett) in Fleisch, Wurst, Käse etc. und Er-

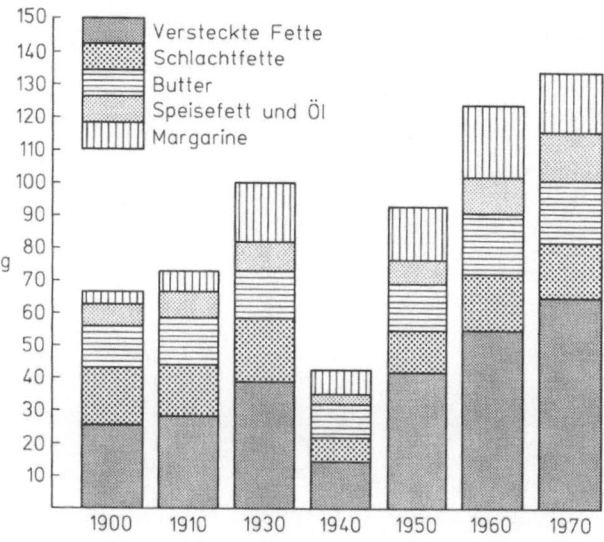

Nahrungsfettverbrauch von 1900 bis 1970

Versteckte Fette
Schlachtfette
Butter
Speisefett und Öl
Margarine

Abb. 38. Nahrungsfettverbrauch von 1900–1970. (Nach Heyden [91])

satz der Kalorien durch Eiweiß. Eine Übersicht von 1900–1970 über den Fettkonsum zeigt, daß der Verbrauch – besonders versteckter Fette – in den 70iger Jahren auf über die Hälfte des Gesamtfettverbrauchs angestiegen ist [91] (Abb. 38). Gerade in den beliebtesten Nahrungsmitteln ist neben Kohlenhydraten auch sehr viel Fett enthalten (Tabelle 22).

b) Darüber hinaus sollten mehrfach ungesättigte Fette (Soja-, Sonnenblumen- und Distelöl und entsprechende Margarinen) für bis zu 10% des Kalorienbedarfs Verwendung finden. Es wurde eine Reihe von Untersuchungen bekannt, die unter einer Therapie mit mehrfach gesättigten Fetten eine Cholesterinspiegelsenkung erbrachten [76, 130, 213]. Allerdings fanden andere gleichzeitig eine ungünstige Beeinflussung des LDL/HDL-Verhältnisses [183]. Auch soll dabei eine Erhöhung des lithogenen Index in Kauf ge-

Tabelle 22. Versteckte Fette in verschiedenen Nahrungsmitteln. (Nach Heyden [91])

Nahrungsmittel 100 g	Fett g	Cholesterin mg	Kohlen- hydrate g	Sac- charose g
Schwarzwälder Kirschtorte (gebacken)	15,6	100	41,7	26,9
Biskuit (gebacken)	4,2	167	72,0	36,0
Mürbeteig (gebacken)	26,0	56	60,2	14,9
Eiscreme	12,0	40	19,6	14,3
Schlagsahne	30,0	102	2,9	–
Schokolade	32,8	–	54,7	44,6

nommen werden [76]. Da die Gefahr für Gallensteine bei Adipösen größer ist, sollten diese zunächst einmal abnehmen, bevor sie diese spezifische Diät erhalten. Schließlich ist noch eine Einschränkung des Nahrungscholesterins (bis 300 mg pro Tag) aus tierischen Fetten, Eiern und Innereien (100 g Hirn enthalten 3000 mg, 100 g Niere = 680 mg, 100 g Leber = 370–630 mg etc.) angebracht. Dies ist beim Menschen erfolgreich, da die Restriktion der Cholesterinzufuhr nicht wie beim Tier ganz durch hepatische Cholesterinsynthese kompensiert wird [40, 120]. Welche Nahrungsmittel für die Dauerdiät bei Fettstoffwechselstörungen geeignet und welche ungeeignet sind, geht aus Tabelle 23 hervor [176]. Bis auf die homozygoten Formen der familiären Hypercholesterinämie (Typ II a) reagieren eigentlich alle Hyperlipoproteinämien auf diese diätetischen Maßnahmen besser als auf medikamentöse Maßnahmen.

5.2.1.5 Schulung

Wie bei der Behandlung des Diabetes mellitus hat sich auch bei der Behandlung der Fettstoffwechselstörung gezeigt, daß der Erfolg der diätetischen Maßnahmen von einer intensiven Schulung mit Hilfsmitteln wie Tagesdiätplänen, Austauschtabellen etc. und konstanter Kontrolle durch den Hausarzt ab-

Tabelle 23. Geeignete und ungeeignete Nahrungsmittel für die Dauerdiät bei Fettstoffwechselerkrankungen. (Nach Schlierf et al. [176])

	Geeignete Nahrungsmittel im Rahmen der Nährstoffmenge:	Nicht geeignet sind:
Fleisch und Wurstwaren	Mageres Fleisch aller Art ohne sichtbares Fett, Schinken und Kassler, kalter Braten, Fleischsülze, Spezialwurstsorten unter 10% Fett	Innereien (hoher Cholesteringehalt), fettes Fleisch, Speck, handelsübliche fettreiche Wurstsorten, z. B. Cervelat-, Leber-, Blut-, Mett- und Bratwurst, Fleischkonserven in Saucen
Wild	Alle Arten	
Geflügel	Ohne Haut	Mastgans, Mastente
Fisch und Fischwaren	Magere Sorten Frischfisch, fettreiche Arten nur mäßig, Fischwaren geräuchert, gesäuert oder in Gelee, Konserven ohne Öl oder Sauce	Krustentiere: Austern, Garnelen, Muscheln, Hummer (hoher Cholesteringehalt), Konserven ohne Deklaration des Nährwertes und der Fettsäuren
Eier	Eiklar (evtl. 1 Eigelb pro Woche im Rahmen der erlaubten Cholesterinmenge)	Eigelb (enthält viel Fett und Cholesterin)
Milch und Milchprodukte	Buttermilch, Magermilch u. -pulver, Magermilchjoghurt, Magerquark, fettarme Käsesorten bis zu 30% Fett i. Tr.	Vollmilch, Kaffeesahne, Kondensmilch, Schlagrahm, Vollmilchjoghurt, Sahnequark, fettreiche Käsesorten
Fette und Öle (Bei Übergewicht einschränken!)	Linolsäurereiche Öle, z. B. Sonnenblumen-, Distel-, Soja- oder Maiskeimöl, ölreiche Spezialmargarine (cremigweiche Sorten)	Butter und Butterschmalz, Schmalz, Talg und Speck, Kokosfett (weißes Speisefett), Konsum-Margarine (hartfeste Sorten)
Gemüse	Alle Arten	
Obst	Alle Arten außer	Weintrauben, Trockenobst, Säfte oder Süßmost in großen Mengen

Tabelle 23. Geeignete und ungeeignete Nahrungsmittel für die Dauerdiät bei Fettstoffwechselerkrankungen. (Nach Schlierf et al. [176])

	Geeignete Nahrungsmittel im Rahmen der Nährstoffmenge:	Nicht geeignet sind:
Kartoffeln	Gekochte Kartoffeln, Kartoffelpüree, Klöße u. ä., Bratkartoffeln, Pommes frites mit linolsäurereichem Öl	Pommes frites, Chips, wenn ungeeignete Fette verwendet werden
Brot und Nährmittel (Bei Übergewicht einschränken!)	Alle Arten, dunkle Brotsorten bevorzugen	
Kuchen und Torten (Bei Übergewicht einschränken!)	Trockene, fettarme Arten, z. B. Hefeteig oder Quark, Ölteig mit linolsäurereichem Öl und ohne Eigelb zubereitet	Fettreiche Arten, z. B. Sahnetorten, Blätterteig, Fettgebackenes
Süßwaren (Bei Übergewicht ungeeignet!)	Marmelade ohne Zucker mit Süßstoff	Zucker, Honig, Marmelade, Speiseeis, Schokolade, Bonbons
Nüsse (Bei Übergewicht ungeeignet!)	Alle Arten, bevorzugt Wal- und Paranüsse	Kokosnüsse
Getränke	Alle zuckerfreien Getränke, Kaffee, Tee, Mineralwasser, alkoholische Getränke nur nach Rücksprache mit dem Arzt	Obstsäfte, Limonaden und Colagetränke, konzentrierter Alkohol

hängig ist. So konnte man z. B. bei schwer beeinflußbaren Hypercholesterinämien zeigen, daß eine unter stationären Bedingungen streng eingehaltene Diät bis zu einer 20%igen Senkung des Gesamtcholesterins führte, während sie unter ambulanten Bedingungen nur maximal 10% betrug [177]. Nach den Ergebnissen der Verhaltensforscher ist es zunächst ratsam, den Patienten Verantwortung zu übertragen. In diesem Sinne soll auf die Führung eines Protokolls über die tägliche Diät und die körperliche Aktivität großen Wert gelegt werden. Läßt sich eine Motivation des Patienten mit rein rationellen und ethischen Überlegungen nicht erreichen, kann ein Versuch mit Einführung einer Strafe bei Versagen, z. B. Bezahlen eines Geldbetrags für einen gemeinnützigen Zweck durchaus noch erfolgversprechend sein.

5.2.2 Medikamentöse Maßnahmen

5.2.2.1 Indikation

Haben trotz intensiver Bemühungen von seiten des Patienten und des Arztes die diätetischen Maßnahmen innerhalb eines halben Jahres zu keinem ausreichenden Erfolg geführt, dann muß eine zusätzliche medikamentöse Therapie angestrebt werden. Wie beim Diabetes mellitus bleibt die Diät auch weiterhin die Grundlage der Therapie. Da im Gegensatz zu der Wirksamkeit der diätetischen Maßnahmen die einer medikamentösen Therapie noch nicht eindeutig geklärt ist, und diese Medikamente eine große Reihe von Nebenwirkungen aufweisen, muß ein strenger Maßstab bei der Indikationsstellung angelegt werden. Dabei müssen Nutzen und Risiko mit dem Patienten diskutiert und im Einzelfall Alter, Zuverlässigkeit, sowie das Vorliegen zusätzlicher Risiken, der Nachweis vaskulärer abdomineller oder kutaner Manifestationen der Hyperlipidämien etc. in die Entscheidung einbezogen werden. Nach den vom Bundesgesundheitsamt vorgeschriebenen Richtlinien [51] ist die Indikation dann gegeben, *„wenn bei einem Patienten mit primärer oder sekundärer Fettstoffwechselstörung weder durch eine konsequente Behandlung der Grundkrankheit noch durch Änderung der Ernährung oder anderer Verhaltensweisen, die Cholesterinwerte bei wiederholter Kontrolle nicht unter 300 mg/dl sowie die der Triglyzeride nicht unter 250 mg/dl gesenkt werden konnten"*. Bei Vorliegen weiterer Risikofaktoren sind diese Grenzen um 25 mg/dl niedriger anzusetzen. Dies gilt auch beim Nachweis vaskulärer, abdomineller und/oder kutaner Manifestationen der Hyperlipidämien, beim zuverlässigen und besonders beim jüngeren Patienten. Für diese Patienten dürfte der Nutzen einer medikamentösen Behandlung trotz des manchmal nur geringen Effekts höher zu setzen sein, als das mit der Therapie verbundene Risiko. Diese Auffassung wird auch durch neueste Untersuchungen gestützt, die zeigen, daß auch nur eine geringe Senkung des Cholesterinspiegels um 9% die Häufigkeit der nicht tödlich verlaufenden Infarkte um 25% herabzusetzen vermag [38].

Rosenhamer u. Carlson [168] konnten zeigen, daß bei einer Senkung der Cholesterinspiegel um 14% und der Triglyzeride um 19% bei Infarktpatienten sowohl eine Reduktion der Morbidität als auch der Mortalität zu erzielen ist (Abb. 39).

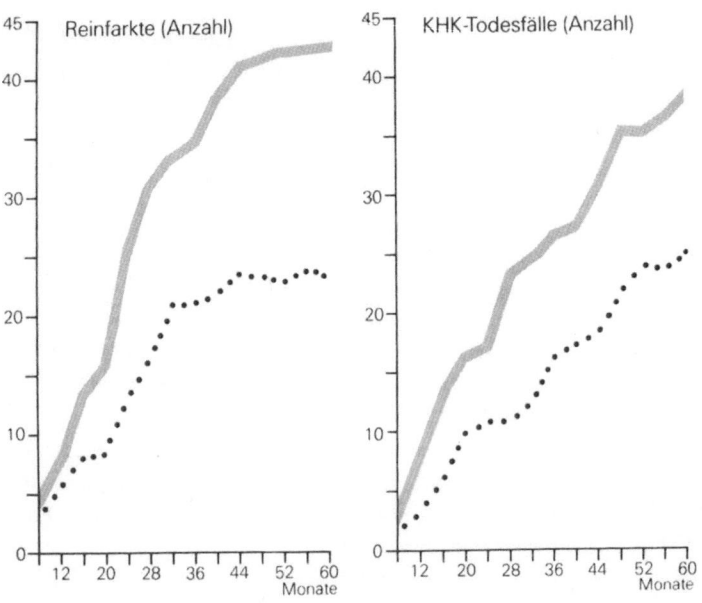

Abb. 39. Effekt der Cholesterin- und Triglyzeridspiegelsenkung auf die Morbidität und Mortalität bei 555 Infarktpatienten. (Nach Rosenhamer u. Carlson [168]). Obere Kurve = unbehandelt

5.2.2.2 Pharmaka

Die medikamentösen Möglichkeiten die uns heute zur Verfügung stehen, den Cholesterin- und Triglyzeridspiegel zu senken, sind in Tabelle 24 aufgeführt [8, 10, 18, 31, 32, 37, 43, 69, 74, 75, 85, 106, 111, 125, 126, 154, 157, 160, 165, 184, 191, 208]. Die Wahl des Medikaments ist vor allem abhängig von der Art der vorliegenden Störung (Tabelle 25), vom Alter des Patienten sowie von begleitenden Krankheiten (Leber-Nierenfunktion etc.). Natürlich kommt der Einsatz solcher Medikamente nur unter Beibehaltung einer adäquaten Diät in Frage. Letztere stellt weiterhin die Grundlage der Therapie dar. Tabelle 26 gibt einen Überblick über Wirkungsmechanismus, Dosierung, Effektivität, Kontraindikationen, Neben- und Wechselwirkungen dieser Substanzen [s. auch 89, 104].

5.2.2.2.1 Clofibrat, Bezafibrat, Fenofibrat etc. Clofibrat gehört zu den bestuntersuchtesten Substanzen (Abb. 40). Es wird

Tabelle 24a, b. Medikamentöse Möglichkeiten **a)** den Cholesterinspiegel und **b)** den Triglyzeridspiegel zu senken

a) Cholesterinspiegel

1. Unterbindung der Rückresorption von Gallensalzen aus dem Darm (Cholestyramin [8, 74, 85], Colestipol [154])
2. Hemmung der Resorption von Cholesterin an der Darmwand (Sitosterin [111, 157])
3. Hemmung der LDL-Synthese (Nikotinsäure und Derivate [125], Clofibrat [37, 208])
4. Beschleunigung des LDL-Abbaus (D-Thyroxin [160, 184], Nikotinsäure [134])
5. Hemmung der VLDL-Synthese (Nikotinsäure und Derivate [32], Clofibrat [43, 69, 165] und Analoga [10, 106, 191])

b) Triglyzeridspiegel

1. Hemmung der VLDL-Produktion (Nikotinsäure und Derivate [32], Clofibrat [43, 69, 165] und Analoga [10, 106, 191])
2. Hemmung der Lipolyse (Nikotinsäure und Derivate [31])
3. Beschleunigung der Elimination von VLDL (Clofibrat [75] und Analoga [106])

Tabelle 25. Indikationsbereiche wichtiger lipidsenkender Substanzen bei den verschiedenen Hyperlipoproteinämien. (Nach Mordasini et al. [131], 1980)

III	IV	V	IIb	IIa
Clofibrat				
Clofibrat-Analoga (Bezafibrat, Fenofibrat)				
	Nikotinsäure und Ester			
			Ionenaustauscher	

vollständig resorbiert und im Plasma zum größten Teil an Albumin gebunden transportiert. Wirksam wird es am Lebergewebe und im Interstitium. Hier führt es zu einer Abnahme der Synthese von Triglyzeriden und Lipoproteinen. Zusammen mit seinem die Fettsäuren senkenden Effekt [165] und seiner Verstärkung des Triglyzeridabbaus, wohl durch Zunahme der Lipoproteinlipaseaktivität [173], vermag es die Triglyzeride beim Typ III, IV und V um ca. 40–50% zu senken (Abb. 41). Daneben werden jedoch auch Effekte auf den Cholesterinstoffwechsel nachgewiesen. Quantitativ bedeutsam ist dabei die Zunahme der Ausscheidung neutraler gegenüber sauren Sterinen in der Galle [75]. Weniger bedeutsam dürfte die hemmende Wirkung auf die Cholesterinsynthese vor allem in den extrahepatischen Geweben sein [37, 208]. Eine Hemmung der Cholesterinsynthese war im Tierversuch nur mit Konzentrationen nachzuweisen, die therapeutisch nie erreicht werden. Insgesamt resultiert daraus nur eine minimale Senkung des Gesamt- und LDL-Cholesterinspiegels von ca. 10%. Der Effekt bei der familiären Dysbetalipoproteinämie (Typ III) ist allerdings besonders gut (Abb. 41). Gelegentlich ist bei hohen Triglyzeridausgangswerten sogar ein geringer Anstieg des

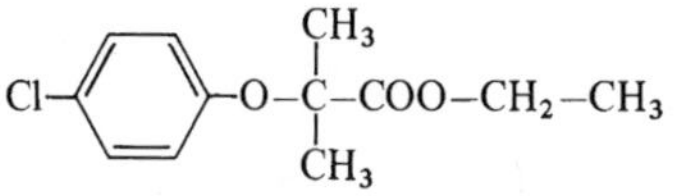

Clofibrat

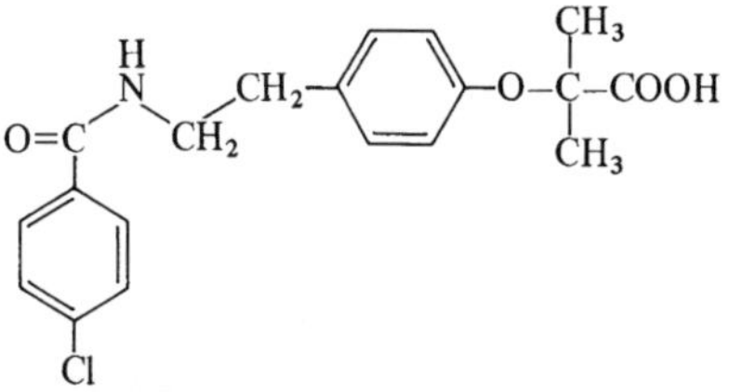

Bezafibrat

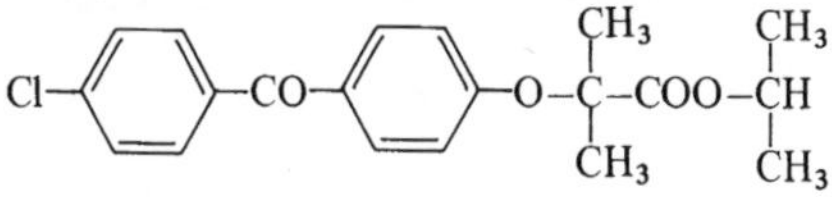

Fenofibrat

Abb. 40. Chemische Struktur von Clofibrat und seinen Analogen

Cholesterinspiegels festzustellen [104]. Für Clofibrat liegt die optimale Dosierung bei 1,5–2 g/die. Dosissteigerungen haben eher negative Effekte. Als hauptsächliche Nebenwirkungen sind zu nennen: Nausea, Diarrhöen sowie wegen der Erhöhung des Cholesteringehalts in der Galle eine erhöhte Inzidenz von Gallensteinen. Darüber hinaus ist auf eine reversible Erhöhung der CPK mit Muskelschmerzen im Sinne einer Myositis, auf Impotenz, sowie auf Haarausfall und Gewichtszunahme zu achten [89, 104] (Tabelle 26).

In den letzten Jahren sind neue Analoga von Clofibrat entwickelt worden, wie Bezafibrat und Fenofibrat, die im Gegensatz zum Clofibrat nicht nur den erhöhten Triglyzerid- sondern auch den erhöhten Cholesterinspiegel auch bei der schwer beeinflußbaren familiären Hypercholesterinämie

Tabelle 26. Mechanismus, Dosierung, Effektivität, Neben- und Wechselwirkungen sowie Gegenanzeigen der wichtigsten lipidsenkenden Substanzen. (Nach Klose et al. [104])

Substanz	Mechanismus	Dosis	Effekt Chol	Effekt TG	Nebenwirkungen	Wechselwirkungen	Gegenanzeigen
Sitosterin	Resorption von Cholesterin	3–20 g/die	ca. 20%	–	Selten Magen-Darm-Beschwerden	–	–
Cholestyramin	Resorption von Cholesterin u. Gallensalzen	12–32 g/die	ca. 20%	–	Obstipation, Blähungen, Übelkeit, Stearrhö	Wirkung ↓ von Cumarinen, Digitalis, Thyroxin, Tetracylinen	Nierensteine Hyperparathyreoidismus
D-Thyroxin	LDL-Abbau	2–8 mg/die (einschleichend)	ca. 15%	–	Tachykardie, Schwitzen Schlafstörung Glucosetoleranz	Wirkung ↑ von Cumarinen ↓ Antidiabetica	Herzinfarkt Herzrhythmusstörung Hyperthyreose Leber- u. Nierenfunktionsstörung Jodallergie Gravidität
Nikotinsäure	LDL- u. VLDL-Synthese Cholesterinausscheidung Lipolyse	0,5–3 g/die (einschleichend)	ca. 10%	ca. 25%	Flush, Gastritis Diarrhö, Urtikaria, Exanthem, Pruritis, RR-Abfall, Leberschaden, Hyperurikämie Glucosetoleranz ↓	Wirkung ↓ von Antidiabetika	Allergie Schwere Herzinsuffizienz Myokardinfarkt Akute Blutung Schrittmacher

Clofibrat	LDL- u. VLDL-Synthese VLDL-Elimination	1–2 g/die	ca. 10%	ca. 50%	Magen-Darm-Beschwerden Hautreaktionen Haarausfall Potenzstörungen, Myositis (CPK, GOT) Leukopenie	Wirkung ↑ von Cumarinen Antidiabetika	
Bezafibrat	LDL- u. VLDL Synthese ↓↓ VLDL-Abbau ↑	400–600 mg/die	15–40%	ca. 50%	Magen-Darm-Beschwerden Hautreaktionen Myositis Potenzstörungen	Wirkung ↑ von Cumarinen Antidiabetika	Leber-Gallen-Nierenerkrankungen, Schwangerschaft, gebärfähige Frauen Stillzeit Wachstumsalter
Fenofibrat	LDL- u. VLDL Synthese ↓↓ VLDL-Abbau ↑	200–300 mg/die	15–40%	ca. 50%	Magen-Darm-Beschwerden Hautreaktionen Myositis Potenzstörungen Transaminasen ↑ Schwindel	Wirkung ↑ von Cumarinen Antidiabetika	

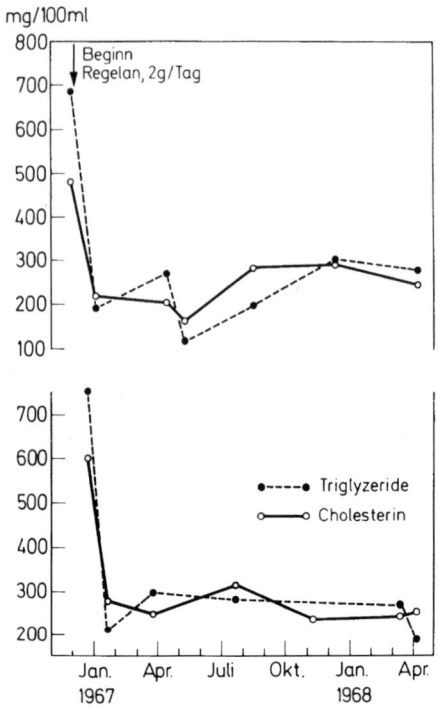

Abb.41. Ansprechen der Dysbetalipoproteinämie (Typ III) auf Diät plus Clofibrat. (Nach Sanbar [171])

(Typ II a) stärker beeinflussen können [109, 148] (Abb. 42). Ihr Wirkungsmechanismus ist qualitativ dem des Clofibrats vergleichbar, wichtiger ist jedoch die stärkere Synthesehemmung von VLDL und LDL in der Leber [10, 18, 191]. So wurde auf molekularer Ebene auch eine Hemmung des Schlüsselenzyms der Cholesterinsynthese bei therapeutischen Konzentrationen beider Substanzen nachgewiesen [10, 18, 191]. Dadurch wird ein erhöhter Cholesterinanteil in der Gallenflüssigkeit vermieden, was sonst wie beim Clofibrat zu einer erhöhten Lithogenität führt [135, 178]. Für Bezafibrat konnte nachgewiesen werden, daß es auch in der Langzeittherapie nicht zu einer Erhöhung des lithogenen Index kommt (Abb. 43) [178].

104

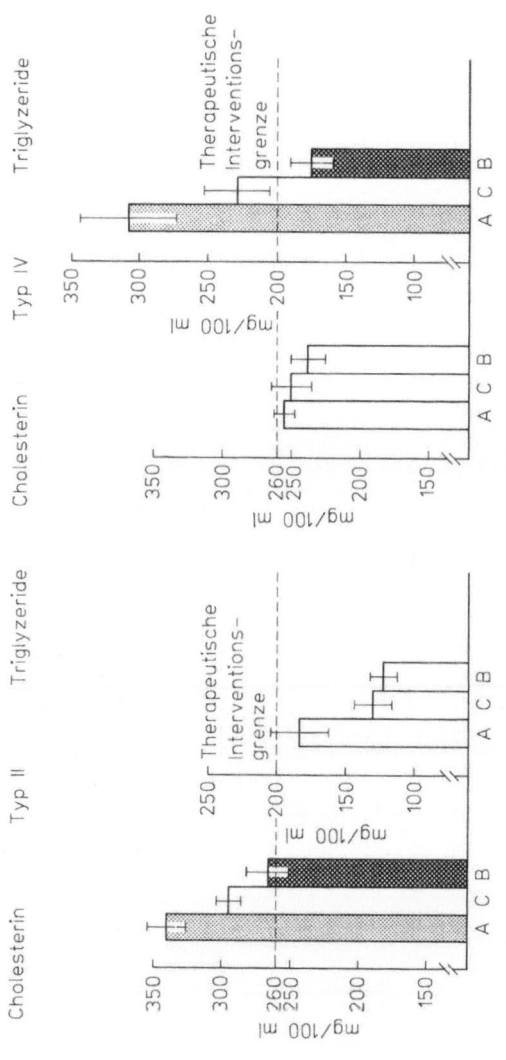

Abb. 42. Cholesterin- und Triglyzeridspiegel bei kombinierter Hyperlipoproteinämie (Typ II b) und endogener Hypertriglyzeridämie (Typ IV) nach 4wöchiger Behandlung A mit Diät, B mit 1,5 g/Tag Clofibrat und C mit 600 mg/Tag Bezafibrat. (Nach Olsson et al. [148]). Alle Patienten waren vor Beginn der Untersuchung mindestens 4 Wochen diätetisch vorbehandelt

105

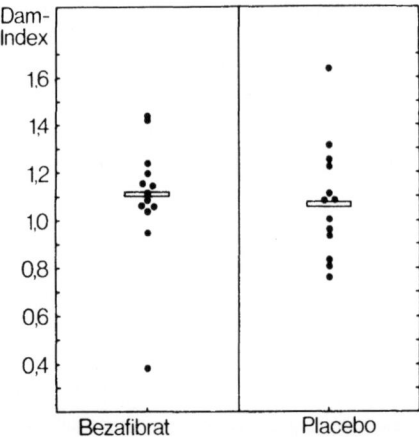

Abb. 43. „Lithogener Index" der Blasengalle während der Therapie mit einem Clofibratanalog sowie unter Plazebo. (Nach Schlierf et al. [178].) 13 Patienten mit Hyperlipoproteinämien erhielten 600 mg Bezafibrat pro Tag

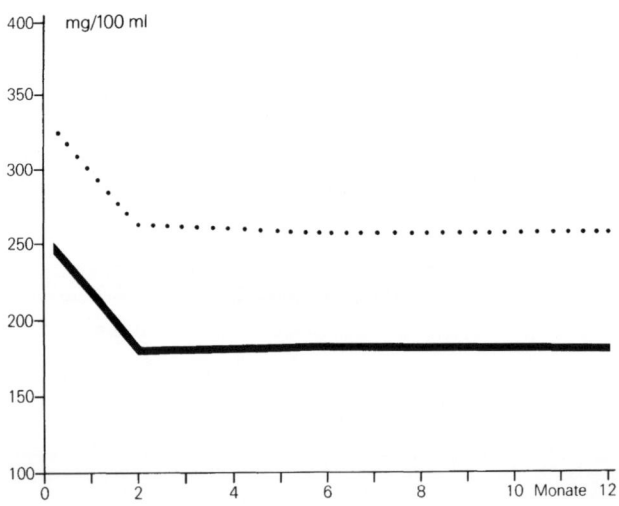

Abb. 44. Verlauf von Serumcholesterin *(obere Kurve)* und LDL-Cholesterin *(untere Kurve)* während einjähriger Therapie mit einem Clofibratanalog. (Nach Olsson et al. [149].) 14 Patienten mit isolierter Hypercholesterinämie erhielten 600 mg Bezafibrat pro Tag

106

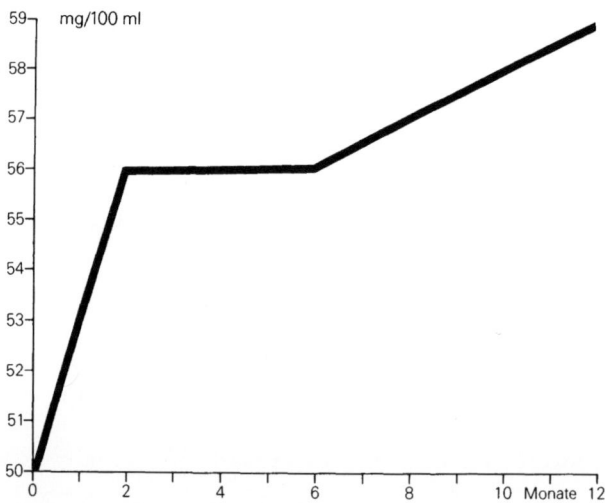

Abb.45. Verlauf von HDL-Cholesterin während einjähriger Therapie mit einem Chlofibratanalog. (Nach Olsson et al. [149].) 34 Patienten mit isolierter Hypercholesterinämie (Typ IIa) und endogener Hypertriglyzeridämie (Typ IV) erhielten 600 mg Bezafibrat pro Tag

Aufgrund dieser stärkeren Wirksamkeit im Cholesterinstoffwechsel vermögen diese Substanzen den Cholesterin- und LDL-Cholesterinspiegel um 15–40% zu senken [149] (Abb. 44). Außerdem wurde in mehreren Untersuchungen zusätzlich ein Anstieg des HDL-Cholesterins nachgewiesen [148, 149, 188] (Abb. 45). Für Bezafibrat konnte auch eine Erhöhung der Apoproteine A_1 und A_2 gezeigt werden. Neue Befunde zeigen, daß dieser Anstieg selektiv auf die HDL_2-Fraktion zurückzuführen ist. HDL_3 blieb dabei konstant. Fenofibrat scheint bei ähnlicher lipidsenkender Wirksamkeit die Leberfunktion etwas stärker zu beeinträchtigen [130], so daß regelmäßige Kontrollen angezeigt sind.

Praktisch wichtig ist, daß die lipidsenkende Wirkung der genannten Substanzen erst nach 2–3 Wochen zustandekommt und der Effekt erst nach 3 Monaten ein Maximum erreicht. Wird die Medikation abgesetzt, so hält die Wirkung noch

107

Tabelle 27. Dosierungsschema für Bezafibrat bei Niereninsuffizienz. (Nach Kösters et al. [107])

Serumkreatinin (mg/100 ml)	bis 1,5	1,5–2,5	2,6–6	über 6
Creatininclearance (ml/min)	über 60	60–40	40–15	unter 15
Dosis/Tag (mg)	600	400	100–200	kontra-indiziert

4 Wochen vor. Bei Niereninsuffizienz ist besondere Vorsicht geboten. Hierbei muß die Dosis gemäß der Einschränkung der Clearance angepaßt werden. Ein entsprechendes Dosierungsschema liegt vor [107] (Tabelle 27). Darüber hinaus muß auch auf eine Anpassung der Cumarindosis während einer Antikoagulantientherapie geachtet werden. Im Gegensatz zu anderen lipidsenkenden Substanzen, wie D-Thyroxin und Nikotinsäure, die trotz Besserung der Fettstoffwechselstörung eine Verschlechterung der Glucosetoleranz und damit ein vermindertes Ansprechen der angewandten antidiabetischen Therapie hervorrufen [25, 89, 104, 202], verbessern Clofibrat, seine Derivate und Strukturanaloge [25, 202] diese Therapie und sind damit besonders für die Behandlung von Diabetikern geeignet. Insbesondere unter der Therapie mit Bezafibrat wurde eine deutliche Verbesserung der Diabeteseinstellung in mehreren Untersuchungen nachgewiesen. In einer placebokontrollierten Studie konnte bei Diabetikern mit Hyperlipidämie durch zusätzliche Behandlung eine Senkung der Nüchternblutglucose um 15% erzielt werden (Abb. 46) [25]. Dies wird auch durch ihre Effekte auf die Plättchenaggregation unterstrichen, die bei Diabetikern erhöht sein soll [140]. Ferner führen sie bei Patienten mit Hyperurikämie eher zu einer Harnsäuresenkung und sind bei diesen Patienten ebenfalls den anderen Lipidsenkern vorzuziehen [211].

Aufgrund der besseren cholesterinsenkenden Wirksamkeit, der deutlichen Steigerung der HDL-Lipoproteine und der geringeren Lithogenität haben Bezafibrat und Fenofibrat heute

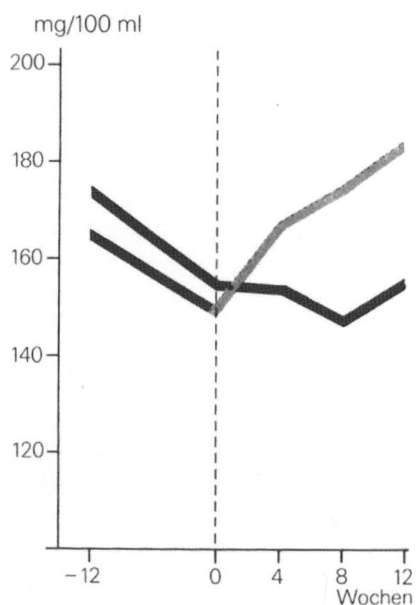

mg/100 ml

−12 0 4 8 12
Wochen

Abb. 46. Verhalten des Nüchternblutzuckers von Diabetikern mit verschiedenen Hyperlipoproteinämien während 12wöchiger Behandlung mit Bezafibrat (600 mg/Tag) und anschließend während 12wöchiger Weiterbehandlung mit Bezafibrat (n = 29, *obere Kurve*) oder Plazebo (n = 25, *untere Kurve*). (Nach Bruneder u. Klein [25].)

bei reiner oder vorwiegender Hypercholesterinämie das Clofibrat weitgehend verdrängt. Bei der Hyperlipidämie Typ III liegen bisher keine zwingenden Vorteile der neuen Substanzen vor.

5.2.2.2.2 Nikotinsäure und Derivate. Nikotinsäure fand Eingang in die Therapie bei der Behandlung des Vitaminmangelsyndroms Pellagra. Daß die Substanz auch eine cholesterinsenkende Wirkung zu entfalten vermag, ist seit 28 Jahren bekannt [2, 153]. In Handelspräparaten liegt sie als freie Nikotinsäure oder in veresterter Form vor, z. B. als β-Pyridylcarbinol. Ester wurden entwickelt um über eine Verlängerung der

Halbwertszeit eine Dosisreduktion zu ermöglichen [214]. Die reine Nikotinsäure wird in Dosen bis zu 4 g/die angewandt, der Ester z. B. β-Pyridylcarbinol bis zu 1,5 g/die. Wegen der subjektiven Nebenwirkungen wie Flush, Pruritus sowie der gastrointestinalen Beschwerden wie Diarrhö etc. ist eine einschleichende Dosierung mit einem Depotpräparat über den Tag verteilt zu den Mahlzeiten notwendig, z. B. mit 3–6mal täglich 125 mg beginnend, dann täglich um 250 mg bis insgesamt 3–4 g täglich steigernd. Häufig erreicht man eine Gewöhnung an die Beschwerden durch den Patienten. Allerdings kommt es auch vor, daß die Therapie abgebrochen werden muß. Darüberhinaus ist besonders auf die Beeinträchtigung der Leberfunktion sowie auf die Verschlechterung des Stoffwechsels bei Diabetes und bei Gicht zu achten [89, 104], die ein Absetzen der Therapie notwendig machen. Auch über das Auftreten von Magengeschwüren und Hauterscheinungen wie Pigmentierungen etc. ist berichtet worden (s. Tabelle 26). Mit 3 g Nikotinsäure erreicht man eine Senkung des Serumcholesterins um ca. 10% sowie der Triglyzeride durchschnittlich um 30% [33, 89, 104]. Am besten sprechen auf die Therapie mit Nikotinsäure Patienten mit einer Fettstoffwechselstörung Typ V an. Der Erfolg beim Typ II a ist nur gering. Der Abfall der Triglyzeridspiegel kommt relativ rasch zustande, der des Cholesterinspiegels erst nach 2 Wochen. Als Wirkungsmechanismus konnte eine Senkung der LDL-Synthese [125], eine Hemmung der Lipolyse [31] sowie eine vermehrte Ausscheidung des Cholesterins mit der Galle [126] nachgewiesen werden. Die Reduktion der VLDL-Synthese kommt im wesentlichen über die genannte Verminderung des Fettsäureangebots zustande [31, 32].

5.2.2.2.3 Ionenaustauscher. Cholestyramin, ein stark basisches Harz, das Chlorid gegen Gallensäuren austauscht, wurde ursprünglich zur Behandlung des Pruritus eingesetzt, der mit der Zunahme des Gallensäurespiegels beim Stauungsikterus entsteht. Es vermag Gallensäure im Darm zu binden und verhindert so ihre Rückresorption [8, 74, 85]. Der zustandekommende Verlust an Gallensalzen und neutralen Sterioden sowie die eingeschränkte Resorption von Cholesterin aus dem Darm und die vermehrte Umwandlung von Cholesterin zu Gallensäuren bewirken trotz kompensatorischen Anstiegs der Cholesterinsynthese eine Senkung des LDL-Spiegels. *Triglyzeride* sowie *HDL-Lipoproteine werden kaum beeinflußt.* Das unlösliche Pulver wird in Einzeldosen von 3–6 g zu den Mahlzeiten 3–4mal täglich eingenommen. Die häufigsten Nebenwirkungen sind Obstipation, Blähungen etc. Seltener treten Übelkeit und Magenschmerzen auf. Neben den Cholesteringerüsten werden auch Pharmaka wie Phenylbutazon, Phenobarbital, Thyroxin, Thiazide, Digitalis und Antikoagulanzien sowie Vitamine von diesen Substanzen gebunden [85]. Medikamente sollten deshalb mindestens 1 h vor- oder 4 h nach Einnahme von Ionenaustauschern eingenommen werden. Der hervorgerufene Effekt ist sehr gut: Gesamtcholesterin und LDL-Cholesterinspiegel sinken um 20–30%, Hautxanthome bilden sich zurück, und die Mortalität an koronarer Herzerkrankung wird ebenfalls günstig beeinflußt [42, 112]. Da ein Absetzen der Therapie immer zu einem Rebound-Phänomen mit starkem Anstieg des Cholesterinspiegels führt, sollten nur die Patienten mit diesen Substanzen behandelt werden, die kooperativ sind. Darüber hinaus sollte *möglichst gleichzeitig* mit Pharmaka kombiniert werden, die die Cholesterinsynthese blockieren, z. B. Bezafibrat etc. Nach den vorliegenden Studien sind therapeutischer Effekt und Nebenwirkungen von Cholestipol jenen des Cholestyramins ähnlich [89, 104, 154].

5.2.2.2.4 Sitosterin. β-Sitosterol ist ein Sterin, das strukturmäßig dem Cholesterin gleicht und in vielen pflanzlichen Produkten vorkommt, z. B. im Maiskeimöl, aber zu weniger als 5% aus dem Darm resorbiert wird. Da es im Darm eine Hemmung der Resorption von Cholesterin bewirkt [111, 157], kann es bei Verabreichung von 3–20 g/die in Form von Granulaten oder Kaubonbons über den Tag verteilt LDL-Spiegelsenkungen zwischen 5–15% hervorrufen [95, 150] (Abb. 47). Es hat praktisch keine Nebeneffekte, ist jedoch nur zur Therapie leichterer Fälle und nicht zur Monotherapie geeignet.

Man muß deshalb mit Cholesterinsynthesehemmern wie Bezafibrat, Fenofibrat oder Nikotinsäure kombinieren.

5.2.2.2.5 D-Thyroxin. Die Beobachtung, daß die Hypercholesterinämie bei Hypothyreose durch Zufuhr von Schilddrüsenhormonen wieder normalisiert wird, stellt die Grundlage der heutigen Therapie mit Schilddrüsenhormonen dar. Sie steigern sowohl den LDL-Katabolismus, die Umwandlung von Cholesterin in Gallensäuren sowie die fäkale Ausscheidung von Gallensalzen und neutralen Steroiden [160, 184]. L-Thyroxin kann wegen seiner Effekte auf Herz- und Kreislauf nicht verwendet werden. Präparate, die L-Thyroxin enthielten, führten zu vermehrtem Auftreten von Infarkten, Angina pectoris und Arrhythmien, so daß sie z. B. aus dem bekannten Coronary-Drug-Project herausgenommen werden mußten [104]. Mit den hochgereinigten Präparaten, die einen Gehalt an L-Thyroxin unter 0,2% garantieren, sollen keine schwerwiegenderen Nebenwirkungen mehr beobachtet werden [103]. Allerdings wurden auch bei diesen Studien noch Tachykardien, Schweißneigung, Schlafstörungen und Glucosetoleranzstörungen gesehen. Es ist deshalb notwendig auch mit den gereinigten Präparaten einschleichend zu dosieren. Nach anfänglich 1–2 mg wird auf 4–8 mg als Erhaltungsdosis gesteigert. Auch an eine Interferenz mit Antikoagulantien vom Cumarintyp ist zu denken, die niedriger dosiert werden müssen. Ebenso ist zu beachten, daß es bei der Hyperthyreose zu einer Erniedrigung des TSH kommt [93]. Klinische Studien mit solchen Präparaten in einer Dosierung von 4–9 mg/die bei Patienten mit Fettstoffwechselstörungen vom Typ II a und b führten zu einer Senkung des Cholesterinspiegels zwischen 12–25% [161] (Abb. 48). TG- und HDL-Spiegel werden kaum beeinflußt. Der therapeutische Effekt setzt meist erst nach 1–3 Wochen ein. Die Wirkung ist am besten bei der familiären Hypercholesterinämie vom Typ II a.

5.2.2.2.6 Andere Medikamente. Wegen erheblicher Nebenwirkungen und/oder teilweise unsicherer Wirksamkeit haben sich zahlreiche weitere Medikamente wie Neomycin, Para-

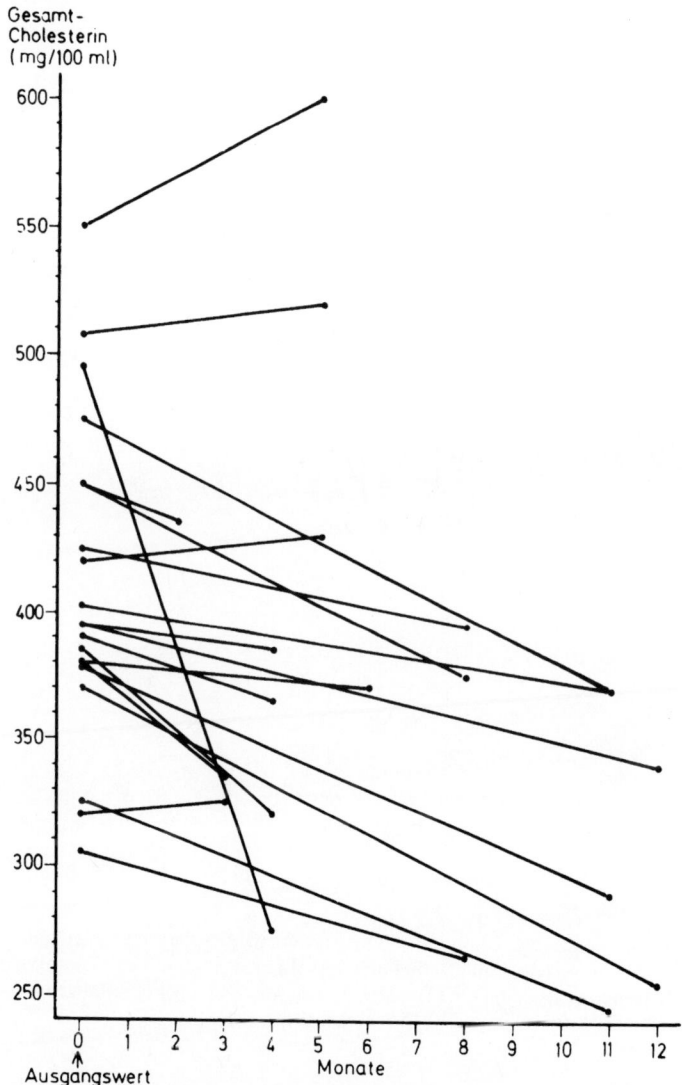

Abb. 47. Verlauf des Serumcholesterinspiegels bei Patienten mit isolierter Hypercholesterinämie (Typ II a), oder kombinierter Hyperlipoproteinämie (Typ II b) unter einer Therapie mit Beta-Sitosterin. (Nach Kaffarnik et al. [95].)

113

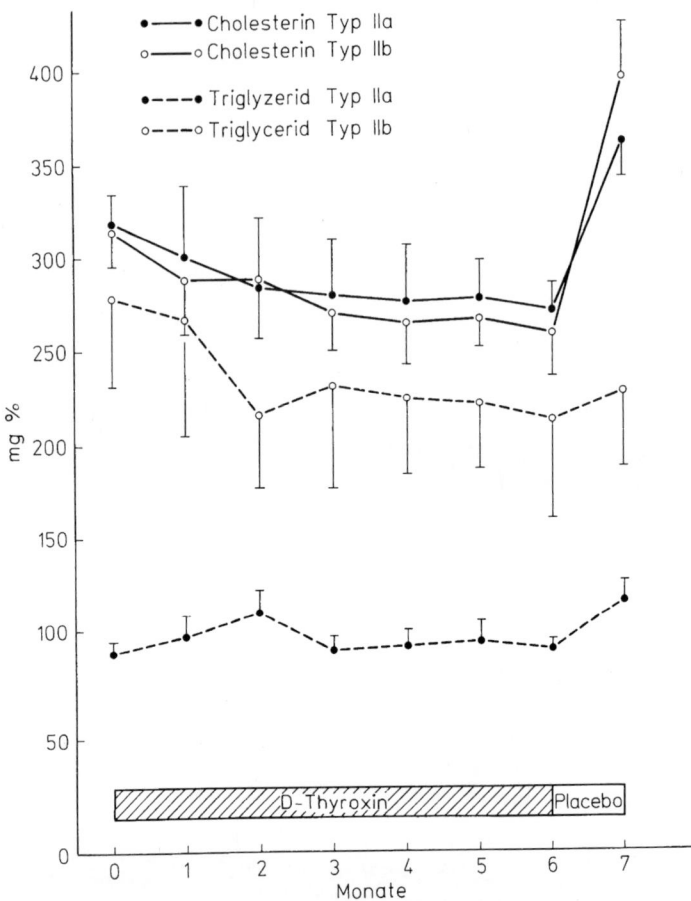

Abb. 48. Verlauf der Cholesterin- und Triglyzeridspiegel bei Patienten mit einer isolierten Hypercholesterinämie (Typ IIa, n = 14) und einer kombinierten Hyperlipoproteinämie (Typ IIb, n = 6) während einer 6monatigen Therapie mit D-Thyroxin (6 mg/Tag). (Nach Rakow [161].)

aminosalizylsäure (PAS), Phenformin und verschiedene Hormonpräparate wie Östrogene, Progesterone etc. als Lipidsenker nicht behaupten können [89, 104].

5.2.2.3 Kombination verschiedener Substanzen

Ist mit einer Substanz keine Normalisierung der erhöhten Lipidwerte zu erreichen, so können unterschiedlich wirkende Prinzipien sinnvoll kombiniert werden, z. B. bei der familiären Hypercholesterinämie (Typ IIa) Bezafibrat und D-Thyroxin oder Fenofibrat und Cholestyramin oder Sitosterin [89, 104, 177]. Allerdings sollten nur Medikamente mit verschiedenen Wirkungsmechanismen und in wirksamer Dosierung der Einzelsubstanz kombiniert werden. Diese Voraussetzungen sind leider bei zahlreichen im Handel erhältlichen Kombinationspräparaten nicht erfüllt. Dies gilt besonders für die vielen Kombinationspräparate von Clofibrat und Nikotinsäure. Außerdem steht der Nachweis einer Überlegenheit der verfügbaren Kombinationspräparate gegenüber den Monosubstanzen noch aus. Allerdings wird der Kombination von Clofibrat und Nikotinsäure die Eigenschaft zugeschrieben, daß ihre Anwendung den Anstieg des LDL-Cholesterins verhindert, der nach alleiniger Clofibratbehandlung auftreten kann.

5.2.2.4 Vorgehen bei medikamentöser Therapie
(Tabelle 28)

Es soll an dieser Stelle noch einmal daran erinnert werden, daß eine medikamentöse Therapie erst nach Erfüllung der unter Abschn. 5.2.2.1 angegebenen Vorbedingungen angezeigt ist. (Tab. 28)
Da eine Hyperlipidämiebehandlung immer eine Langzeittherapie ist, müssen wegen der Neben- und Wechselwirkungen (s. Tabelle 26) und dem individuellen Ansprechen auf die Therapie neben der Aufklärung des Patienten regelmäßige Kontrollen durch den Hausarzt durchgeführt werden. Ist nach 4 Wochen kein ausreichender Erfolg nachzuweisen, so sollte das Medikament gewechselt werden. Dies allerdings

Tabelle 28. Vorgehen bei der „Medikamentösen Therapie"

1. Indikation erst nach erfolgreicher Behandlung der Grundkrankheit sowie erst nach halbjährigem Diätversuch.
2. Aufklärung über Nutzen und Risiken des Medikaments.
3. Wahl des Medikaments je nach Vorliegen einer Hypercholesterin- oder Hypertriglyzeridämie.
4. Kontrolle nach 4 Wochen: Wirkung?, Nebenwirkung?, Einnahme?
5. Medikamentenwechsel je nach Vorliegen einer Hypercholesterin- oder Hypertriglyzeridämie.
6. Kontrolle nach 4 Wochen: Wirkung?, Nebenwirkung?, Einnahme?, „Rebound"?
7. Bei Erfolg Kontrolle nach 3 Monaten.

erst dann, nachdem man sich vergewissert hat, daß die Tabletten auch regelmäßig eingenommen wurden. Bei über der Hälfte der primären oder sekundären Therapieversagern liegt erfahrungsgemäß eine mangelhafte Tabletteneinnahme vor [104, 177]. Bei erfolgreicher Therapie können die Kontrollen vierteljährlich geschehen. Muß das Medikament wegen Nebenwirkungen abgesetzt werden, ist auf ein Rebound-Phänomen zu achten.

Der kombinierte Einsatz einer wirkungsvollen Diät mit einem effektiven Therapeutikum kann bei ca. 30% der ambulant behandelten Patienten zu einer Normalisierung und bei 30–40% zu einer Besserung der pathologischen Lipidmuster führen [104]. Bei ca. 30% der Patienten ist der Therapieerfolg oft nicht gegeben. In dieser Gruppe sind vor allem die homozygoten Träger der familiären Hypercholesterinämien zu finden.

5.2.3 Neue Verfahren

Bei der äußerst ernsten Prognose dieser letztgenannten Erkrankungen werden heute Verfahren wie Blutaustausch sowie chirurgische Maßnahmen – z.B. ilealer Bypass zur Senkung des Cholesterinspiegels – erprobt, die jedoch noch alle im Experimentierstadium stehen. Dabei scheint der Plasmaaustausch der gangbarste Weg, den LDL-Spiegel bei familiärer Hypercholesterinämie zu verringern, da er auch beim ambulanten Patienten ohne größere Nebenwirkungen durchgeführt werden kann [197]. Nach jedem Austausch fällt der Spiegel um etwa 300 mg/dl und steigt dann über die nächsten 3–4 Wochen langsam wieder an. Dabei kann der Wiederanstieg deutlich verlangsamt werden, wenn die Patienten Medikamente wie Bezafibrat, Cholestyramin oder Nikotinsäure erhalten.

Die Herausnahme der letzten 2 m des Dünndarms (ilealer Bypass) hat etwa den Effekt auf die Rückresorption von Gallensalzen wie Cholestyramin und Cholestipol [74]. Der einzige Vorteil für diese Patienten besteht darin, daß sie nicht von Medikamenten abhängig sind. Als Nachteil der chirurgischen Maßnahme haben sie monatelang an Diarrhöen zu leiden [27]. Bei der homozygoten Form der familiären Hypercholesterinämie ist darüber hinaus auch diese Maßnahme wenig effektiv [89].

Auch der Erfolg einer End-zu-Seit-Anastomose zwischen V. portae und V. cava führt nicht zur Normalisierung der Cholesterinspiegel bei diesen Patienten [192]. Allerdings ist über eine Reduktion der Angina-pectoris-Anfälle berichtet worden.

Wenn man bedenkt, daß die Erfolge der diätetischen und medikamentösen Therapie bei stationären Patienten wesentlich besser sind [177], dann zeigt dies, daß die therapeutischen Bemühungen hier eher in Richtung auf noch bessere Aufklärung und Schulung vorangetrieben werden sollten.

Literaturverzeichnis

1. Adams PW, Kissebah AH, Harrigan P, Stokes T, Wynn V (1974) The kinetics of plasma free fatty acid and triglyceride transport in patients with idiopathic hypertriglyceridaemia and their relation to carbohydrate metabolism. Europ J Clin Invest 4: 149–153
2. Altschul R, Hoffer A, Stephen JD (1955) Influence of nicotinic acid on serum cholesterol in man. Arch Biochem Biophys 54: 558–561
3. Andersen JM, Turley SD, Dietschy JM (1979) Low and high density lipoproteins and chylomicrons as regulators of rate cholesterol synthesis in rat liver in vivo. Proc Natl Acad Sci USA 76: 163–65
4. Assmann G (1977) Zur Diagnostik der Hyperlipidämien. Med Welt 28: 1356–1359
5. Assmann G (1979) Diagnose und Therapie von Fettstoffwechselstörungen. 28. Kongr. f. Ärztl. Fortbildung, Berlin
6. Augustin J, Freeze H, Boberg J, Brown WV (1976) Human postheparin plasma lipolytic activities In: Greten H (ed) Lipoprotein Metabolism Springer, Berlin Heidelberg New York
7. Bailar IC, III. (1980) Cause and effect in epidemiology. What do we know about hypertriglyceridemia? N Engl J Med 302: 1417–1418
8. Bergen SS, Jr, van Itallie TB, Tenneat DM, Sebrell WH (1959) Effect of anion exchange resin on serum cholesterol in man. Proc Soc Exp Biol 102: 676–680
9. Berchtold P, Berger M (1978) HDL-Cholesterin, ein Schutzfaktor gegen die koronare Herzkrankheit. Dtsch Med Wochenschr 103: 1537–1540
10. Berndt J, Gaumert R, Still J (1978) Mode of action of the lipid lowering agents, clofibrate and BM 15.075 on cholesterol biosynthesis in rat liver. Atherosclerosis 30: 147–156
11. Bernstein BM, Davies PM, Olefsky JM, Reaven GM (1978) Hepatic insulin responsiveness in patients with endogenous hypertriglyceridaemia. Diabetologia 14: 249–253
12. Bersot TP, Mahley PW, Brown MS, Goldstein JJ (1976) Interactions of swine lipoproteins with the low density lipoprotein receptor in human fibroblasts. J Biol Chem 251: 2395–2398
13. Bierman EL, Porte D, Jr (1968) Carbohydrate intolerance and lipemia. Ann Intern Med 68: 296–933

119

14. Blackburn H, Berenson G, Christian JC, Epstein F, Feinleib M, Havas S, Heiss G, Heyden S, Jacobs D, Joosens JV, Kagan A, Kannel WB, Morrison JA, Roberts NJ, Tiger L, Wynder EL (1979) Conference on the health effects of blood lipids: Optimal distributions for populations. Prev Med 8: 612–678

15. Boberg J, Carlson BA, Freyschuss U, Jassers RV, Vahlquist MJ (1972) Splanchnic secretion rates of plasma triglycerides and total and splanchnic turnover of plasma free fatty acids in men with normo- and hypertriglyceridaemia. Europ J Clin Invest 2: 454–458

16. Bollinger A (1979) Funktionelle Angiologie. Thieme, Stuttgart

17. Borensztain J, Samols DR, Rubinstein AH (1972) Effects of insulin on lipoprotein lipase activity in the rat heart and adipose tissue. Am J Physiol 223: 1271–1275

18. Bosisio E, Catapano AL, Cighetti G, Paoletti R (1979) Effects of bezafibrate on liver enzymes and lipoproteins in experimental animals. In: Greten H, Lang PD, Schettler G (Hrsg) Lipoproteine und Herzinfarkt, Witzstrock, Baden-Baden

19. Bray GA (1976) The obese patient. Saunders, Philadelphia

20. Brook JC, Torsvik H, Lees RS, McCluskey MA, Feldmann HI (1979) Low density lipoprotein metabolism in type IV and type V hyperlipoproteinaemia. Metabolism 28: 28–33

21. Brown MS, Goldstein JL (1970) Receptor-mediated endocytosis: Insights from the lipoprotein receptor system. Proc Natl Acad Sci USA 70: 3330–3334

22. Brown MS, Anderson RGW, Goldstein IL (1977) Mutations affecting the binding, internalization and lysosomal hydrolysis of low density lipoprotein in cultured human fibroblasts, lymphocytes, and aortic smooth muscle cells. J Supra Struct 6: 85–94

23. Brown MS, Goldstein JL (1980) Disorders of lipid metabolism. In: Harrison's Principles of Internal Medicine. McGraw-Hill, New York

24. Brown MS, Kovanen PT, Goldstein JL (1981) Regulation of plasma cholesterol by lipoprotein receptors. Science 212, 628–635

25. Bruneder H, Klein HJ (1981) Hyperlipoproteinämien bei Typ-II-Diabetikern. Akt Endokrin 2: 123–25

26. Brunzell JD, Hazzard WR, Porte D, Jr, Biemann EL (1973) Evidence a common, saturable, triglyceride removal mechanism for chylomicrons and very low density lipoproteins in man. J. Clin Invest 52: 1578–1585

27. Buchwald H, Moore RB, Varco RL (1974) Surgical treatment of hyperlipidemia. Circulation (Suppl 1) 41: 1–37

28. Burkhardt R, Kienle G, Patzlaff M, Schreiber K (1979) Welche Konsequenzen können aus der Clofibrat-Studie der WHO gezogen werden? MMW 121 (Suppl 1) 10–12

29. Burstein M, Scholmick HR, Morfin R (1970) Rapid method for the isolation of lipoproteins from human serum. Lipid Res 11: 583–588

30. Carew TF, Koschinsky T, Hayes SB, Steinberg DP (1976) A mechanism

120

by which high-density lipoproteins may slow the atherogenic process. Lancet I: 1315–1317

31. Carlson LA (1965) Inhibition of the mobilization of free fatty acids from adipose tissue. Ann NY Acad Sci 131: 119–125

32. Carlson LA, Orö L, Östman J (1968) Effect of a single dose of nicotinic acid on plasma lipids in patients with hyperlipoproteinemia. Acta Med Scand 183: 457–465

33. Carlson LA, Orö L (1973) Effect of treatment with nicotinic acid for one month on serum lipids in patients with different types of hyperlipidemia. Atherosclerosis 18: 1–6

34. Carlson LA: Lipid compositon of the major human serum lipoprotein density classes in different types of hyperlipoproteinaemia. In: Greten H (ed) Lipid metabolism. Springer, Berlin Heidelberg New York, S 69–75

35. Carlson LA, Böttiger LE, Ahfeldt PE (1979) Risk factors for myocardial infarction in the Stockholm Prospective Study. Acta Med Scand 206: 351–360

36. Carrella M, Cooper AD (1979) High affinity binding of chylomicron remnants to rat liver plasma membranes. Proc Natl Acad Sci USA 76: 338–342

37. Cheng CY, Feldman ED (1971) Clofibrate, inhibitor of intestinal cholesterogenesis. Biochem Pharmacol 20: 3 509–3 514

38. Commitee of Principal Investigators (1978) A cooperate trial in the prevention of ischemic heart disease using clofibrate. Br Heart J 243: 1 069–1 075

39. Deutsche Gesellschaft für Ernährung (1976) Ernährungsbericht 1976, Frankfurt

40. Dietschy IM, Wilson JD (1970) Regulation of cholesterol metabolism. N Engl J Med 282: 1 128–1 138, 1 179–1 183, 1 241–1 249

41. Dietze G, Standl E, Wicklmayr M (1981) Körperliche Aktivität und Sport bei Diabetes mellitus. Zuckschwerdt, München

42. Dorr AE, Gundersen K, Schneider JC, Jr, Spencer TW, Martin WB (1978) Colestipol hydrochloride in hypercholesterolemic patients – effect on serum cholesterol and mortality. J Chron Dis 31: 5–14

43. Duncan CH, Best MM (1964) Inhibition of hepatic secretion of triglycerides by chlorophenoxyisobutyrate (CPIB). Circulation 30: 111–114

44. Editorial (1978) Clofibrate: A final verdict? Lancet II: 1 131

45. Eisenberg S (1980) Plasma lipoprotein conversions: The origin of low-density and high-density lipoproteins. In: Scanu AM, Landsberger FR (eds) Lipoprotein structure. NY Acad Sci 348: 30–44

46. Epstein FH (1971) Epidemiologic aspects of atherosclerosis. Atherosclerosis 14: 1–11

47. Farquahr JW, Cross RC, Wagner RM, Reaven GM (1965) Validation of an incomplete coupled two-compartment nonrecycling catenary model for turnover of liver and plasma triglyceride in man. J Lipid Res 6: 119–125

48. Ferrans VJ, Fredrickson DS (1975) The pathology of Tangier disease. Am J Pathol 78: 101–58
49. Fielding CJ, Shore VG, Fielding PE (1972) A protein cofactor of lecithin: cholesterol acyltransferase. Biochem Biophys Res Comm 46: 1493–1498
50. Fielding CJ, Havel RJ (1977) Lipoprotein lipase. Arch Pathol 107: 225–229
51. Füllgraff G (1979) Widerspruchsbescheid des Bundesgesundheitsamts R – 725 – 01 – Clofibrat – 2863/145, 26.7. 1979
52. Fredrickson DS, Goldstein JL, Brown MS (1972) In: Stanbury JB, Wyngarden JB, Fredrickson DS (eds) The Metabolic Basis of Inherited Disease. McGraw Hill, New York, pp 604–621
53. Fredrickson DS, Levy RI, Bonell M, Ernst D (1974) Dietary management of hyperlipoproteinemia. DHEW 75–110
54. Fredrickson DS, Goldstein JL, Brown MS (1978) The familial hyperlipoproteinemias. In: Stanbury JB, Wyngarden JB, Fredrickson DS (eds) The Metabolic Basis of Inherited Disease, 4th Ed. New York, McGraw Hill
55. Garfinkel AS, Nilsson-Ehle P, Schotz MC (1976) Regulation of lipoprotein lipase induction by insulin. Biochem Biophys Acta 424: 262–273
56. Gjone E (1974) Familial lecithin cholesterol acyltransferase deficiency. A clinical survey. Scand J Clin Lab Invest (Suppl 137) 33: 73–82
57. Glickman RM, Green PHR, Lees RS (1978) Apoprotein A-1 synthesis in normal intestinal mucosa and in Tangier disease. N Engl J Med 299: 1424–1427
58. Glomset JA, Norum KA (1973) The metabolic role of lecithin-cholesterol-acyltransferase: Perspectives from pathology. Adv Lipid Res 11: 1–6
59. Glomset JA, Norum KA, Nichols AV, King WC, Mitchell CD, Appelgate KR, Gong EL, Gjone E (1975) Plasma lipoproteins in familial lecithin: cholesterol acyltransferase deficiency: Effects of dietary manipulation. Scand J Clin Lab Invest 35: 3–55
60. Glueck CJ, Fallat R, Buncher CR, Tsang R, Steiner P (1973) Familial combined hyperlipoproteinemia: studies in 91 adults and 95 children from 33 kindreds. Metabolism 22: 1403–1428
61. Glueck CJ (1976) Alpha-lipoprotein cholesterol, beta-lipoprotein cholesterol and longevity. Artery 2: 196–197
62. Goldstein JL, Schrott HG, Hazzard WR, Bierman EL, Motulsky AG (1973) Hyperlipidemia in coronary heart disease. II. Genetic analysis of lipid levels in 176 families and delineation of a new inherited disorder, combined hyperlipidemia. J Clin Invest 52: 1544–1568
63. Goldstein JL, Brown MS, Stone NJ (1977) Genetics of the LDL receptor: evidence that the mutations affecting binding and internalization are allelic. Cell 12: 629–641
64. Goldstein JL, Brown MS (1977) The low density lipoprotein pathway and its relation to atherosclerosis. Ann Rev Biochem 46: 897–930

122

65. Goldstein JL, Brown MS (1977) Atherosclerosis: the low density lipo-protein receptor hypothesis. Metabolism 26: 1257–1274
66. Goldstein JL, Ho YK, Basu SK, Brown MS (1979) Binding site on macrophages that mediates uptake and degradation of acetylated low density lipoproteins producing massive cholesterol deposition. Proc Natl Acad Sci USA 76: 333–337
67. Gordon T, Castelli WP, Hjortland MC, Kannel WB, Dawber TR (1977) High density lipoprotein as a protective factor against coronary heart disease: The Framingham Study. Am J Med 62: 107–714
68. Gotto AM, Miller NE, Oliver MF (1978) High density lipoproteins and atherosclerosis. Amsterdam, Elsevier/North-Holland Biomedical Press
69. Gould RG, Swyryd EH, Coan DJ (1966) Effects of chlorophenoxyisobu-tyrate (CPIB) on liver composition and triglyceride synthesis in rats. J Atheroscler Res 6: 555–559
70. Green PHR, Tall AR, Glickman RM (1978) Rat intestine secretes discoid high density lipoprotein. J Clin Invest 61: 528–534
71. Greten H (1976) Lipid metabolism. Springer, Berlin Heidelberg New York
72. Greten H, Lang PD, Schettler G (1979) Lipoproteine und Herzinfarkt. Neue Aspekte in Diagnostik und Therapie von Hyperlipämien. Witzstrock, Baden-Baden
73. Gries FA, Berchtold P, Berger M (1976) Adipositas. Springer, Berlin Heidelberg New York
74. Grundy SM, Ahrens EH, Jr, Salen G (1971) Interruption of the enterohepatic circulation of bile acids in man: comparative effects of cholestyramine and ileal exclusion on cholesterol metabolism. J Lab Clin Med 78: 94–121
75. Grundy SM, Ahrens EM, Jr, Salen G (1972) Mechanism of action of clofibrate on cholesterol metabolism in patients with hyperlipidemia. J Lipid Res 13: 531–535
76. Grundy SM (1975) Effect of polyunsaturated fat on lipid metabolism in patients with hypertriglyceridemia. J Clin Invest 55: 269–282
77. Grundy SM, Mok H, von Bergmann K, Zech L, Bierman M, Steinberg D (1976) Effects of obesity on turnover of VLDL-triglycerides. Circulation (Suppl II) 54: 5–11
78. Guder W (1980) Einflußgrößen und Störfaktoren bei klinisch-chemischen Untersuchungen. Internist 21: 533–542
79. Hamilton RL, Havel RJ, Kane JP, Blaurock AE, Sata T (1971) Cholestasis: lamellar structure of the abnormal human serum lipoprotein. Science 172: 475–478
80. Hamilton RJ, Williams MC, Fielding CJ (1976) Discoidal bilayer structure of nascent high density lipoproteins from perfused rat liver. J Clin Invest 58: 667–680
81. Harper AH, Löffler G, Petrides PE, Weiss L (1975) Physiologische Chemie. Springer, Berlin Heidelberg New York

82. Havel RJ (1969) Pathogenesis, differentiation and management of hypertriglyceridemia. Adv Intern Med 15: 117–154
83. Havel RJ, Kane JP, Balasse EO, Segel N, Basso LV (1970) Splanchnic metabolism of free fatty acids and production of triglycerides of very low density lipoproteins in normotriglyceridaemic and hypertriglyceridaemic humans. J Clin Invest 49: 2017–2035
84. Havel RJ (1972) Hyperlipidemia: the significance and management. Mod Med 24: 78–83
85. Havel RJ, Kane JP (1973) Drugs and lipid metabolism. Ann Rev Pharmacol 13: 287–308
86. Havel RJ, Kane JP (1975) Primary dysbetalipoproteinemia: predominance of a specific apoprotein species in triglyceride rich lipoproteins. Proc Natl Acad Sci USA 70: 2015–2019
87. Havel RJ (1974) The fuels for muscular exercise. In: Judson WR, Ruckis RW (eds) Science and Medicine of Exercise and Sport. Harper & Row, New York, pp 137–152
88. Havel RJ (1978) Origin of HDL. In: Gotto AM, Miller NE, Oliver MF (eds) High Density Lipoproteins and Atherosclerosis. Amsterdam, Elsevier/North-Holland Biomedical Press, pp 21–35
89. Havel RJ, Goldstein JL, Brown MS (1980) Lipoproteins and lipid transport. In: Bondy PK, Rosenberg LE (eds) Metabolic Control and Disease. Saunders, Philadelphia, pp 393–494
90. Heyden S (1971) Angewandte Epidemiologie der Herz- und Gefäßkrankheiten. Umschau Wissenschaft Technik 71: 511–515
91. Heyden S (1974) Risikofaktoren für das Herz. Ergebnisse und Konsequenzen der Post-Framingham-Studie. Studienreihe Boehringer Mannheim
92. Heyden S, Heiss G, Bartel A, Hames CG (1980) Fasting triglycerides as predictors of total and CHD mortality in Evans County, Georgia. J Chron Dis 33: 275–284
93. Hüfner M (1978) Metabolismus von D-Thyroxin und dessen Einflüsse auf die Schilddrüsenfunktion. Med Klin 73: 48–53
94. Hulley SB, Rosenman RH, Bawol RD, Brand RJ (1980) Epidemiology as a guide to clinical decisions: The association between triglyceride and coronary heart disease. N Engl J Med 302: 1383–1389
95. Kaffarnik M, Mühlfellner G, Mühlfellner O (1977) β-Sitosterin in der Behandlung essentieller Hyperlipoproteinämien vom Typ II. Fortschr Med 46: 2785–2787
96. Kannel WB, Castelli WP, Gordon T, McNamara PM (1971) Serumcholesterol, lipoproteins, and the risk of coronary heart disease: the Framingham-study. Ann Intern Med 74: 1–12
97. Kannel WB, Garcia MJ, McNamara PM, Pearson G (1971) Serum lipid precursors of coronary heart disease. Hum Pathol 2: 129–151
98. Kannel WB (1980) Influence of body lipids on risk in hypertension. In: Hunt JC (ed) Hypertension update. Dialogues in hypertension. Heart Learning Systems Inc., Bloomfiled, New York

99. Kaye JP, Galton DJ (1975) Triglyceride production rates in patient with Type IV hypertriglyceridaemia. Lancet I: 1005–1007
100. Kershbaum A, Bellet S (1964) Cigarette smoking and blood lipids. JAMA 187: 32–36
101. Keys A (1975) Coronary heart disease – the global picture. Atherosclerosis 22: 149–192
102. Kim J-J, Kalkhoff RK (1979) Changes in lipoprotein composition during the menstrual cycle. Metabolism 28: 663–668
103. Klemens UH, von Löwis O, Menar P (1974) Behandlung primärer Hyperlipoproteinämien vom Typ IIa, IIb mit hochgereinigtem D-Thyroxin. Dtsch Med Wochenschr 99: 487–490
104. Klose G, Mordasini R, Middelhoff G, Augustin J, Greten H (1978) Medikamentöse Behandlung primärer Hyperlipoproteinämien. Klin Wochenschr 56: 99–110
105. Klose G, Greten H (1980) Lipidsenkende Behandlung und Regression der Arteriosklerose. In: Fettstoffwechselstörungen – Eine Standortbestimmung. Medizin-Verlag, München, S 85–94
106. Klose G, Behrendt J, Vollmar J, Greten H (1979) Effect of bezafibrate on the activity of lipoprotein lipase and hepatic triglyceride hydrolase in healthy subjects. In: Greten H, Lang PD, Schettler G (Hrsg) Lipoproteine und Herzinfarkt. Witzstrock, Baden-Baden
107. Kösters W, Abshagen U, Lang PD, Endele R (1979): Pharmakokinetik und Metabolismus von Bezafibrat bei Patienten mit eingeschränkter Nierenfunktion. In: Greten H, Lang PD, Schettler G (Hrsg) Lipoproteine und Herzinfarkt. Witzstrock, Baden-Baden
108. Lang H, Rick W, Roka L (1977) Aktuelle Probleme der Pathobiochemie. Springer, Berlin Heidelberg New York
109. Lang PD (1979) Bezafibrat – ein neues Pharmakon. Swiss, Pharma 1: 13–21
110. Leelarthaepin B, Palmer A, Woodhill JM, Blacket RB (1974) Obesity, diet and type-II-hyperlipidemia. Lancet II: 1217–1221
111. Lees RS, Wilson DE (1971) The treatment of hyperlipidemia. N Engl J Med 284: 186–197
112. Levy RT, Fredrickson DS, Stone NJ (1973) Cholestyramine in Typ II hyperlipoproteinemia – a double blind trial. Ann Int Med 79: 51–56
113. Little JA, Shanoff HM, Csima A, Yano R (1966) Coffee and serumlipids in coronary heart disease. Lancet I: 732–734
114. Lopes-Virella MF, Stone P, Ellis S, Colwell JA (1977) Cholesterol determination in high-density lipoproteins separated by three different methods. Clin Chem 23: 882–887
115. Ludwig L (1968) Fett und Ernährung, 1. Aufl. Margarine-Institut für gesunde Ernährung
116. Mahley RW, Weisgraber KH, Innerarity TL, Windmueller HG (1979) Accelerated clearance of low-density and high-density lipoproteins and retarded clearance of E-apoprotein containing lipoproteins from the

plasma of rats after modification of lysine residues. Proc Natl Acad Sci USA 76: 1746–1750

117. Mahley RW, Innerarity TL, Weisgraber KH, Oh SY (1979) Altered metabolism of plasma lipoproteins after selective chemical modifications of lysine residues of the lipoproteins. J Clin Invest 64: 743–750

118. Marsh JB (1976) Apoproteins of the lipoproteins in a non-recirculating perfusate of rat liver. J Lipid Res 17: 85–90

119. Matthews RJ (1968) Type III and IV familial hyperlipoproteinemia: evidence that these two syndromes are different phenotypic expressions of the same mutant gene(s). Am J Med 44: 188–199

120. Mattson FH, Erickson BA, Kligman AM (1972) Effect of dietary cholesterol on serum cholesterol in man. Am J Clin Nutr 25: 589–594

121. McGee D, Gordon T (1968) The Framingham Study – an epidemiological investigation of cardiovascular disease. Section 31, US DHEW Publication No. (N/H) 76–1083, Washington, D.C.

122. McGill H (1963) Atherosclerosis and its origin. Academic Press, New York

123. Mehnert H, Schöfling K (1974) Diabetologie in Klinik und Praxis. Thieme, Stuttgart

124. Mendelson JH, Mello NK (1973) Alcohol-induced hyperlipidemia and beta-lipoproteins. Science 180: 1372–1374

125. Miettinen TA (1968) Effect of nicotinic acid on catabolism and synthesis of cholesterol in man. Clin Chim Acta 20: 43–47

126. Miettinen TA (1976) Methods for evaluation of hypolipidemic drugs in man. In: Paoletti R, Glueck CJ (eds) Lipid Pharmacology, Vol II. Academic Press, New York, pp 83–100

127. Miller GJ, Miller NE (1975) Plasma-high density lipoprotein concentration and development of ischaemic heart-disease. Lancet I: 16–20

128. Miller NE, Nestel PJ, Clifton-Bleigh P (1976) Relationship between plasma lipoprotein cholesterol concentrations and the pool size and metabolism of cholesterol in man. Atherosclerosis 23: 535–547

129. Mills GL, Taylair CE (1971) The distribution and composition of serum lipoproteins in eighteen animals. Comp Biochem Physiol 40 B: 489–501

130. Mordasini R, Grandjean E, Nobile P, Paumgartner G, Riva G (1979) Procetophen – eine Alternative in der Behandlung der Hypercholesterinämie. Schweiz Med Wochenschr 109: 1140–1146

131. Mordasini R, Oster P, Riesen W (1981) Medikamentöse Behandlung der Hyperlipidämien. Akt Endokrin 2: 16–21

132. Nakai T, Otto PS, Kennedy DL (1976) Lipoprotein subfraction (HDL_3) uptake and catabolism by isolated rat liver parenchymal cells. J Biol Chem 251: 4919–4924

133. Nestel PJ, Barter P (1971) Metabolism of palmitic and linoleic acids in man: differences in turnover and conversion to glycerides. Clin Sci 40: 345–350

134. Nestel PJ, Havenstein N, Homma Y, Scott TW, Cook LJ (1975) In-

creased sterol excretion with polyunsaturated-fat high-cholesterol diets. Metabolism 24: 189–198

135. Nestel P, Goldrick B (1976) Obesity: changes in lipid metabolism and the role of insulin. Clin Endocrinol Metab 5: 313–335

136. Nestel PJ, Schreibman PH, Ahrens EA (1973) Cholesterol metabolism in human obesity. J Clin Invest 52: 2389–2397

137. Nikkilä EA, Kekki M (1972) Plasma endogenous triglyceride transport in hypertriglyceridaemia and effect of a hypolipidemic drug (SU 13437). Eur J Clin Invest 2: 231–234

138. Nikkilä EA, Orö A (1973) Family study of serum lipids and lipoproteins in coronary heart-disease. Lancet I: 954–958

139. Nikkilä EA (1978) Metabolic regulation of plasma high density lipoprotein concentrations. Eur J Clin Invest 8: 11–113

140. Nordoy A, Rodset JM (1971) Platelet function and platelet phospholipids in patients with hyperbetalipoproteinemia: Effect of nicotinic acid and clofibrate. Acta Med Scand 189: 385–389

141. Oberdisse K (1977) Stoffwechselkrankheiten, Diabetes mellitus B. In: Handbuch der Inneren Medizin, Bd 7. Springer, Berlin Heidelberg New York

142. Olefsky JM, Farquhar JW, Reaven GM (1974) Reappraisal of the role of insulin in hypertriglyceridemia. Am J Med 57: 551–560

143. Olefsky JM, Farquhar JW, Reaven GM (1974) Sex difference in the kinetics of triglyceride metabolism in normal and hypertriglyceridaemic human subjects. Eur J Clin Invest 4: 121–124

144. Olefsky JM, Reaven GM, Farquhar JW (1974) Effects of weight reduction on obesity. Studies of lipid and carbohydrate metabolism in normal and hyperlipoproteinemic subjects. J Clin Invest 53: 64–76

145. Olefsky JM (1976) The insulin receptor. Its role in insulin resistance of obesity and diabetes. Diabetes 25: 1154–1162

146. Olefsky JM (1981) Insulin resistance and insulin action: an in vitro and in vivo perspective. Diabetes 30: 148–162

147. Olivercrona T, Bengtsson G, Marklund S, Lindahl U, Höök M (1977) Heparin-lipoprotein lipase interactions. Fed Proc 36: 60–65

148. Olsson AG, Rössner S, Walldius G, Carlson LA, Lang PD (1977) Effect of BM 17.075 on lipoprotein concentrations in different types of hyperlipoproteinemia. Atherosclerosis 27: 279–85

149. Olsson AG (1979) Langzeituntersuchungen zur Wirkung von Bezafibrat auf Lipide und Lipoproteine von Patienten mit Hyperlipoproteinämie Typ IIa und Typ IV. In: Greten H, Lang PD, Schettler G (Hrsg) Lipoproteine und Herzinfarkt. Witzstrock, Baden-Baden, S 173–178

150. Oster P, Schlierf G, Heuck CC (1976) Sitosterin bei familiärer Hyperlipoproteinämie Typ II. Dtsch Med Wochenschr 101: 1308–13011

151. Ostrander LD, Jr, Lamphiear DE, Block WD, Johnson BC, Epstein FH (1974) Biochemical precursors of atherosclerosis: studies in apparently healthy men in a general population, Tecumseh Michigan. Arch Intern Med 134: 224–230

127

152. Osuga T, Portman OW (1971) Origin and disappearance of plasma lecithin: cholesterol acyltransferase. Am J Physiol 220: 735–741
153. Parsons WB, Jr (1965) Chemotherapy of hyperlipidemia. Mayo Clin. Proc 40: 822–25
154. Parkinson TM, Gundersen K, Nelson NA (1970) Effect of colestipol (U 26, 597 A) a new bile acid sequestrant on serum lipids. Atherosclerosis 11: 531–534
155. Pelkonen R, Nikkilä EA, Koskinen S, Penttinen K, Sarna S (1977) Association of serum lipids and obesity with cardiovascular mortality. Br Med J 2: 1185–90
156. Persson B (1973) Lipoprotein lipase activity of human adipose tissue in different types of hyperlipidemia. Acta Med Scand 193: 447–456
157. Pollack OJ (1953) Reduction of blood cholesterol in man. Circulation 7: 702–708
158. Porte D Jr, Biermann BL (1969) The effect of heparin infusion on plasma triglyceride in vivo and in vitro with a method for calculating triglyceride turnover. J Lab Clin Med 73: 631–634
159. Quarfordt SH, Frank A, Shames DM, Bermann M, Steinberg D (1970) Very low density lipoprotein triglyceride transport in type IV hyperlipoproteinaemia and the effects of carbohydrate-rich diets. J Clin Invest 49: 2281–2284
160. Rabinowitz JL, Rodman T, Myerson RM (1963) Effect of dextrothyroxine on metabolism of C^{14}-labeled cholesterol and tripalmitin. JAMA 183: 758–766
161. Rakow AD, Ditschuneit HH, Küter E, Ditschuneit H (1974) Der Einfluß von D-Thyroxin-Na (Dynothel) auf die Hypercholesterinämie. Verh Dtsch Ges Inn Med 80: 1258–1261
162. Reaven GM, Steiner G (1981) Diabetes and atherosclerosis. Diabetes 30 (Suppl 2)
163. Reichl D, Simons LA, Myant NB, Pflug JJ, Mills GL (1973) The lipids and lipoproteins of humans peripheral lymph, with observations on the transport of cholesterol from plasma and tissues into lymph. Clin Sci Mol Med 45: 313–329
164. Rhoads GG, Gulbrandsen CL, Kagan A (1976) Serum lipoproteins and coronary heart disease in a population study of Hawai Japanese men. N Engl J Med 294: 293–298
165. Rifkind BM (1966) Effect of CPIB ester on plasma free fatty acid levels in man. Metabolism 15: 673–678
166. Röschlau P, Bernt E, Gruber W (1974) Cholesterin und verestertes Cholesterin. In: Bergmeyer HU (Hrsg) Methoden der enzymatischen Analyse. Verlag Chemie, Weinheim
167. Rose HG, Kranz P, Weinstock M, Juliano J, Haft JI (1973) Inheritance of combined hyperlipioproteinemia: evidence for a new lipoprotein phenotype. Am J Med 54: 148–160
168. Rosenhamer G, Carlson LA (1980) Effect of combined clofibrate – nico-

tinic acid treatment in ischemic heart diseasev: an interim report. Atherosclerosis 37: 129–138

169. Ross R, Glomset J, Kariya B, Harker L (1974) A Platelet – dependent serum factor that stimulates the proliferation of arterial smooth muscle cells in vitro. Proc Natl Acad Sci USA 71: 1 207–1 210

170. Ross R, Glomset JA (1976) The pathogenesis of atherosclerosis. N Engl J Med 295: 369–376, 420–425

171. Sanbar SS (1972) Risikofaktor Hyperlipidämie. Springer, Berlin Heidelberg New York

172. Schaefer E (1978) Plasma-triglycerides in regulation of HDL-cholesterol levels. Lancet II: 391–395

173. Schettler G, Mordasini R, Zipperle G, Klar E, Laible V, Greten H (1978) Der Wirkungsmechanismus synthetischer Heparinoide – Resultate bei Patienten mit Hypertriglyceridämie. Dtsch Med Wochenschr 103: 204–211

174. Schilling FJ, Christakis G, Orbach A, Becker WH (1969) An epidemiological and pathogenetic interpretation. Am J Clin Nutr 22: 133–138

175. Schleicher E, Deufel T, Wieland OH (1981) Non-enzymatic glycosylation of human serum lipoproteins. FEBS-Letters 129: 1–4

176. Schlierf G, Geiss RD, Vogel G (1976) Ernährung bei Fettstoffwechselstörungen. Thieme, Stuttgart

177. Schlierf G, Oster P (1978) Diagnostik und Therapie der Fettstoffwechselstörungen. Thieme, Stuttgart

178. Schlierf G, Strehl A, Oster P, Schellenberg B, Vollmar J (1979) Einfluß von Bezafibrat auf die Gallenzusammensetzung von gesunden Versuchspersonen und Patienten mit Hyperlipoproteinämie. In: Greten H, Lang PD, Schettler G (Hrsg) Lipoproteine und Herzinfarkt. Witzstrock, Baden-Baden

179. Schönfeld G, Kudzma DJ (1973) Type IV hyperlipoproteinemia. Arch Intern Med 132: 55–62

180. Schönfeld G, Bell E, Alpers DH (1978) Intestinal apoproteins during fat absorption. J Clin Invest 61: 1 539–1 550

181. Schreibman PH, Wilson DE, Arky RA (1969) Familiar type IV hyperlipoproteinemia. N Engl J Med 281: 981–985

182. Scott DW, Gotto AM, Cell JS, Gorry GA (1978) Plasma lipids as collateral risk factors in coronary artery disease – A study of 371 males with chest pain. J Chron Dis 34: 337–345

183. Shepherd J, Packard CJ, Patsch JR, Gotto AM, Taunton OD (1978) Effects of dietary polyunsaturated and saturated fat on the properties of high-density lipoproteins and the metabolism of apolipoprotein A-I. J Clin Invest 61: 1 582–1 587

184. Simons LA, Myant NB (1974) The effect of D-thyroxine on the metabolism of cholesterol. Atherosclerosis 19: 103–108

185. Smith EB (1965) The influence of age and atherosclerosis on the chemistry of aortic intima. J Atheroscler Res 5: 224–240

186. Smith LC, Pownall HJ, Gotto AM (1978) The plasma lipoproteins: structure and metabolism. Ann Rev. Biochem 47: 751–777
187. Soutar AP, Garner CW, Baker HN, Sparrow JT, Jackson RL, Gotto AM, Jr, Smith LC (1975) Effect of human plasma apolipoproteins and phosphatidylcholine acyl donor on acyltransferase. Biochemistry 14: 3057–3064
188. Stähelin H, Seiler W, Pult N (1979) Erfahrungen mit dem Lipidsenker Procetofen. Schweiz Rundschau Med 68: 24–30
189. Standl E, Hepp KD, Janka HU, Mehnert H (1979) Stoffwechsel. In: Vosschulte K, Lasch HG, Heinrich F (Hrsg) Innere Medizin und Chirurgie. Thieme, Stuttgart, S 599–660
190. Statist. Bull. Metrop. Life Insur. Co. 40, Nov.-Dec. (1959)
191. Stegmeier K, Stork H (1978) Animal investigations with bezafibrate (BM 15.075) In: Carlson LA, Paoletti R, Sitori CR, Weber G (eds) International Conference on Atherosclerosis. Raven Press, New York, pp 725–737
192. Stein EA, Pettifor J, Mieny C (1975) Porto-caval shunt in 4 patients with homozygous hypercholesterinemia. Lancet I: 832–835
193. Stein O, Vanderhoek J, Stein Y (1976) Cholesterol content and sterol synthesis in human skin fibroblats and rat aortic smooth muscle cells exposed to lipoprotein – depletet serum und high density apolipoprotein/phospholipid mixtures. Biochim Biophys Acta 431: 347–358
194. Stein Y, Glangeaud MC, Paindru M, Stain O (1975) The removal of cholesterol from aortic smooth muscle cells in culture and Landschutz Aszites Cells by fractions of human high-density apolipoproteins. Biochem Biophys Acta 380: 106–109
195. Tan MH, Wilmshurst EG, Gleason RE, Soeldner JS (1973) Effect of posture on serum lipids. N Engl J Med 289: 416–419
196. Taskinen M-R, Nikkilä EA (1979) Lipoprotein lipase activity of adipose tissue and skeletal muscle in insulin-deficient human diabetes. Diabetologia 17: 351–356
197. Thompson GR, Lowenthal R, Myant NB (1975) Plasma exchange in the management of homozygous familial hypercholesterolemia. Lancet I: 1208–1210
198. Tsang RC, Glueck CJ, Fallat RW, Mellies M (1975) Neonatal familial hypercholesterolemia. Am J Dis Child 129: 83–91
199. Utermann G, Jaeschke J, Menzel J (1975) Familial hyperlipoproteinemia type III: deficiency of a specific apolipoprotein (apo E-III) in the very low density lipoproteins. FEBS-Letters 56: 352–355
200. Utermann G, Hees M, Steinmetz A (1977) Polymorphism of apolipoprotein E and occurrence of dysbetalipoproteinemia in man. Nature 269: 604–607
201. Van Gent CM, van den Voort H, Hessel LW (1978) High-density lipoprotein cholesterol, monthly variation and association with cardiovascular risk factors in 1000 forty-year-old dutch citizens. Clin Chem Acta 88: 155–158

130

202. Wahl P, Hasslacher C, Lang PD, Vollmar J (1978) Der lipidsenkende Effekt von Bezafibrat bei Patienten mit Diabetes mellitus und Hyperlipidämie. Dtsch Med Wochenschr 103: 1233–1240
203. Wahlefeld AW (1974) Triglyceride. In: Bergmeyer HU (Hrsg) Methoden der enzymatischen Analyse. Verlag Chemie, Weinheim
204. Wieland H, Seidel D (1981) Die Plasmalipoproteine des Menschen: Klinische Bedeutung und Empfehlungen der diagnostischen Möglichkeiten und Notwendigkeiten. Akt Endokrin 2: 22–28
205. Wilhelmsen L, Wedel H, Tibblin G (1973) Multivariante analysis of risk factors for coronary heart disease. Circulation 48: 950–960
206. Wissler RW (1973) Developement of the atherosclerotic plaque. In: Braunwald E (ed) The Myocardium. Failure and Infarction. H.P. Publishing Co., New York, pp 155–166
207. Witzum J, Schönfeld G (1979) High density lipoproteins. Diabetes 28: 326–336
208. White LW (1971) Regulation of hepatic cholesterol biosynthesis by clofibrate administration. J Pharm Exp Ther 178: 361–365
209. Whyte HM (1975) Potential effect on coronary heart disease morbidity of lowering the blood-cholesterol. Lancet I: 906–910
210. Wöllzenmüller F, Grünewald E (1973) Die Gesundheitskarriere durch Ausgleichssport. Bertelsmann, München
211. Wolfram G, Keller C, Kilami S, Zöllner N (1973) First clinical experiences in the therapy of hyperuricemia and hyperlipidemia. Verh Dtsch Ges Inn Med 79: 1191–93
212. Wood PD, Haskell W, Klein H, Lewis S, Stein MP, Farquhar JW (1976) The distribution of plasma lipoproteins in middle-aged male runners. Metabolism 25: 1249–1257
213. Yeshurun D, Gotto AM, Jr, Taunton OD (1976) Effect of polyunsaturated fat on LDL metabolism in normal subjects. Clin Res 24: 373a
214. Zöllner N, Gudensi M (1966) Behandlung der Hypercholesterinämie mit Beta-Pyridylcarbinol. I. Biochemie und klinische Ergebnisse. Med Klin 61: 1996–2001
215. Zöllner N (1979) Cholesterinspiegelsenkung – warum und womit? Dtsch Ärztebl 76: 199

131

Sachverzeichnis

135

H. Daweke, J. Haase, K. Irmscher: **Diätkatalog.** Diätspeisepläne,
Indikation und klinische Grundlagen. Unter Mitarbeit von
F. A. Gries, D. Prüstel, G. Strohmeyer. 2., neubearbeitete
Auflage. 1980. XI, 251 Seiten. DM 29,80. Mengenpreis: ab 20
Exemplaren 20% Nachlaß pro Exemplar. ISBN 3-540-09596-9

M. Eisner: **Abdominalerkrankungen.** Diagnose und Therapie
für die Praxis. 1975. 35 Abbildungen, 45 Tabellen. XIV,
229 Seiten. DM 24,–. ISBN 3-540-07378-7

Endoskopie und Biopsie in der Gastroenterologie. Technik und
Indikation. Herausgeber: P. Frühmorgen, M. Classen. Mit Bei-
trägen von zahlreichen Fachwissenschaftlern. Geleitwort von
L. Demling. 2., überarbeitete und erweiterte Auflage. 1979.
108 Abbildungen, 23 Tabellen. XIV, 251 Seiten. DM 29,50
ISBN 3-540-09078-9

U. Fölsch, U. Junge: **Medikamentöse Therapie in der Gastroenterologie.** 1982. Etwa 8 Abbildungen. Etwa 24 Tabellen. Etwa
290 Seiten. DM 29,80. ISBN 3-540-11389-4

W. H. Hitzig: **Plasmaproteine.** Pathophysiologie und Klinik.
2., neubearbeitete Auflage. 1977. 37 Abbildungen, 41 Tabellen.
X, 230 Seiten. DM 28,–. ISBN 3-540-08035-X

P. Hürter: **Diabetes bei Kindern und Jugendlichen.** Klinik,
Therapie, Rehabilitation. Mit einem Beitrag von H. Hürter und
einem Geleitwort von Z. Laron. 2., vollständig überarbeitete
und erweiterte Auflage. 1982. 50, zum Teil farbige Abbildungen,
52 Tabellen. XVI, 325 Seiten. DM 29,80. ISBN 3-540-11035-6

H. Marx: **Differentialdiagnostische Leitprogramme in der
Inneren Medizin.** Procedere. Unter Mitarbeit von F. Anschütz,
H. Bethge, W. Firnhaber, D. Höffler, T. Pfleiderer, K. Walter
2., korrigierte Auflage. 1980. X, 265 Seiten. DM 23,–
ISBN 3-540-09794-5

P. Schmidt, E. Deutsch, J. Kriehuber: **Diät für chronisch
Nierenkranke.** Eine Diätfibel für Ärzte, Diätassistenten und
Patienten. 1973. 2 Abbildungen, 19 Tabellen. IX, 126 Seiten.
DM 22,–. Mengenpreis: ab 20 Exemplaren 20% Nachlaß pro
Exemplar. ISBN 3-540-06226-2

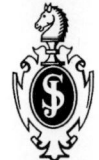

Springer-Verlag Berlin Heidelberg New York

Artificial Liver Support

Editors: G. Brunner, F. W. Schmidt
1981. 156 figures, 69 tables.
XXI, 332 pages. (Proceedings of an
International Symposium Held in
Celle, Germany, June 2–4, 1980)
Cloth DM 98,–. ISBN 3-540-10591-3

Dickdarm

Herausgeber: K. Müller-Wieland
Bearbeitet von zahlreichen Fach-
wissenschaftlern
1982. 338 Abbildungen, 125 Tabel-
len. XXIV, 1173 Seiten. (Handbuch
der inneren Medizin, Band 3, Teil 4)
Gebunden DM 860,–
Vorbestellpreis
Gebunden DM 688,–
ISBN 3-540-10541-7

E. Klein

Die Schilddrüse

Diagnostik und Therapie ihrer
Krankheiten
2., neubearbeitete Auflage. 1978.
61 Abbildungen (3 farbig), 5 Tabellen. IX, 204 Seiten
Gebunden DM 74,80
ISBN 3-540-08721-4

I. Klempa

Hyperparathyreoidismus

Chirurgische Therapie
Unter Mitarbeit von P. Röttger,
M. Schneider
1981. 86 teilweise farbige Abbil-
dungen, 16 Tabellen. VIII, 144 Seiten
Gebunden DM 124,–
ISBN 3-540-10750-9

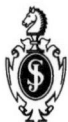

Springer-Verlag
Berlin Heidelberg New York

A. Labhart

Klinik der inneren Sekretion

Unter Mitarbeit zahlreicher Fach-
wissenschaftler
3., neubearbeitete Auflage. 1978.
411 Abbildungen, 187 Tabellen.
XXXV, 1079 Seiten
Gebunden DM 218,–
ISBN 3-540-08581-5

Plasmaproteine und Virushepatitis

Fortschritte bei der Herstellung
hepatitissicherer Plasmaproteine
Herausgeber: G. Frösner,
H.-G. Lasch, E. Lechler
Unter Mitarbeit zahlreicher Fach-
wissenschaftler
1982. 57 Abbildungen, 41 Tabellen.
XI, 118 Seiten (12 Seiten in Englisch)
DM 32,–. ISBN 3-540-10963-3

H. Thaler

Leberkrankheiten – Histologie, Patho- physiologie, Klinik

1982. 331 zum Teil farbige Abbildungen, 52 Tabellen. Etwa 485 Seiten. Gebunden DM 158,–
ISBN 3-540-11127-1

Topics in Acute and Chronic Pancreatitis

Proceedings of the International
Meeting held in Padenghe sul Garda
(Italy), September 14–15, 1979
Editors: L. A. Scuro, A. Dagradi
Co-Editors: G. P. Marzoli,
P. Pederzoli, G. Cavallini,
C. Banterle
1981. 95 figures, 64 tables. XII,
XII, 265 pages
DM 60,–. ISBN 3-540-10439-9

Printed in Poland
by Amazon Fulfillment
Poland Sp. z o.o., Wrocław

85935838R00091